GOLDEN MEMORIES

A SENIOR ACTIVITY BOOK

MEMORY LANE BOOKS

WELCOME TO GOLDEN MEMORIES
A SENIOR ACTIVITY BOOK!

This book is designed to bring joy, spark creativity, and engage your mind with a delightful mix of puzzles, prompts, and relaxing activities. Whether you're looking for a moment of calm, a way to jog your memory, or simply some fun, this book is your perfect companion.

Inside, you'll find activities that are both entertaining and meaningful, inspired by cherished memories of the past. From word searches and coloring pages to thought-provoking prompts, each page is crafted with care to be accessible, engaging, and enjoyable for all.

How to Use This Book

- **1 Go at Your Own Pace:** There's no rush—take your time with each activity and savor the experience.
- **2 Share the Fun:** These activities are great to do alone or with a friend, family member, or caregiver. Use this book as a way to connect and share stories.
- **3 Relax and Enjoy:** Whether it's solving a crossword or coloring a beautiful design, allow yourself to relax and enjoy the process.

Welcome to Golden Memories

Each section of this book is designed to bring back fond memories, stimulate your mind, and brighten your day. So grab a pencil or some coloring pens, find a cozy spot, and let the fun begin!

Here's to creating new moments of joy while celebrating golden memories of the past. Enjoy!

Warmly,
    The *Golden Memories* Team

WORD SEARCH
NOSTALGIA EDITION

Can you find these words that celebrate happy memories of the past? Relax, grab a pencil, and enjoy!

1950s Music

```
C W M D S M C E N U D L G E H
A Y G Z X H S F C O N F L N N
N C N V O J Z Q B D R E X R L
K M K R I G P C P T A L B Y T
F Z U P A I P X S K R V A S Y
D S P V S D M K C O U I M K Y
E J T U Z C E M C T O S P G T
P A S F E G L K B V B R V Y K
B Z U T L Q O W P T B T P M W
A Z F W L E D N A O S W I N G
J F Y P M Z Y H Q F V D I O K
T V A P C X K F C U W S Y P O
D K E V O B L L N I I Z O D M
N E X R E C Q B B D O R C K W
D Z M E W D X F D M B A C D Z
```

Key:

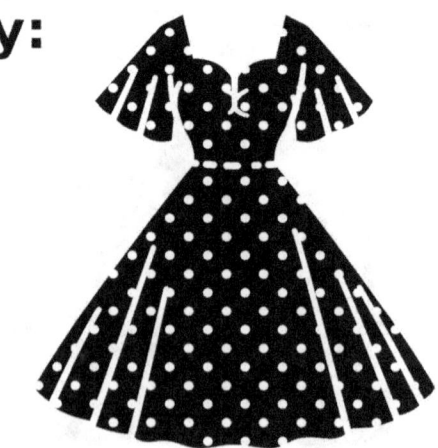

ELVIS
JAZZ
ROCK
SWING
CHORUS
MELODY

1950s Movies

```
A G V D Y Q O G J B X H S E H
P C K A X S M D H K K O Y X M
M Q T L I U A M W S F L T E B
I F T I B Q R M I G D L E W G
V D F K O D I S A O Q Y B H G
J R C M T N L R B I N W L U K
S Y D L F D Y H D F T O Z Q F
V P B W K D N H J P X O Q L R
Y Q H G L Y V E C I S D I F C
Y Y J R R Z S I H K D K R W O
L Q R O K S N Q P R I O S I M
T Z H J I E E F A U M Q Q K E
L G J E M D R M N Q R C Z W D
X A U A W S A N D D N S R F Y
Y R I Q N D U O G X Y S Y M L
```

Key:

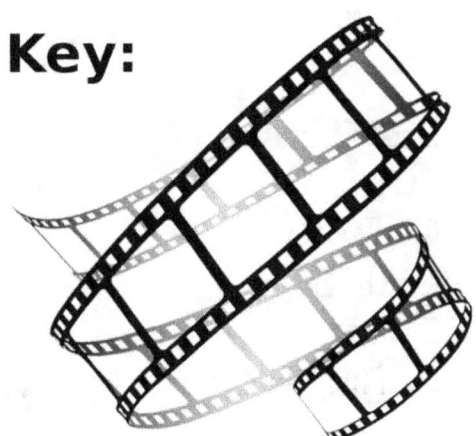

MARILYN
HOLLYWOOD
DRAMA
ACTION
COMEDY
CINEMA

MEMORY LANE BOOKS

1960s Music

K	S	H	P	O	A	M	U	X	T	I	M	S	Z	K
Z	V	T	C	B	U	A	L	W	A	M	Q	V	J	A
E	I	N	A	H	B	Y	L	I	E	K	P	S	V	D
H	X	H	F	G	P	B	V	Z	G	U	A	L	B	T
W	D	J	P	O	E	A	F	U	S	O	U	L	P	U
K	J	O	Y	A	F	V	J	Q	N	A	L	W	L	T
T	X	A	T	H	I	H	S	K	I	O	T	E	T	Q
Q	S	L	U	L	Y	R	I	C	S	C	V	K	F	P
V	E	H	Q	R	M	K	A	L	A	C	W	P	A	N
S	Y	S	V	V	G	H	A	R	M	O	N	Y	Z	E
L	V	B	I	W	F	J	J	U	N	M	U	M	G	T
H	W	P	W	B	M	X	W	F	X	C	R	C	T	B
K	V	F	X	C	K	B	D	D	E	Q	D	F	R	N
Z	T	U	S	O	S	O	H	R	Y	H	T	I	E	L
G	Q	G	U	I	T	A	R	K	X	C	L	S	A	D

Key: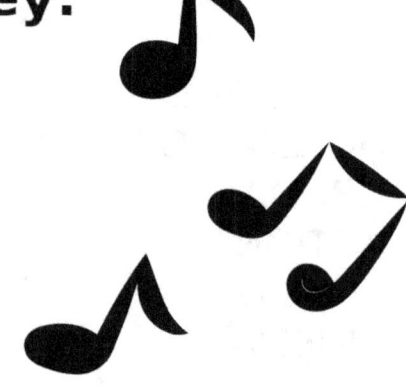

BEATLES
SOUL
GUITAR
LYRICS
STAGE
HARMONY

1960s Movies

```
P G Z U S G K I K I H S I G L
B G K D N Q M J G D A T H T N
A V O N M O F F U L U D V K R
Z I I C L A S S I C F M V Z F
N X A I M S V R D I N H E Y I
C D R H H W B Y L J Y H W T H
I I Q Z V Q C M C D U A H N A
N R S A Y F T T V Z L J M M Q
E E T W Q A X F D F B R S C U
M C A A C N B V Y Y A K D K Y
A T R R P T I W U Q O U F G L
T O V D X A L M V O X L R W M
I R C L G M Y Q B F O C A L M
C X D D Z K L C H M F N A H I
F V J L L V W L H I I J V I W
```

Key:

CLASSIC
FILM
DIRECTOR
AWARD
STAR
CINEMATIC

MEMORY LANE BOOKS

Family Gatherings

C	E	L	E	B	R	A	T	I	O	N	F	O	F	V
D	V	G	G	O	O	O	Y	H	Q	D	S	Z	D	X
N	V	S	S	S	T	O	R	I	E	S	Z	I	F	H
Z	G	L	A	F	D	N	H	X	N	T	N	U	N	Q
F	M	Z	B	Z	A	G	O	B	P	N	I	A	V	L
A	M	K	G	S	J	N	X	J	E	Y	Q	G	D	Z
H	P	C	Y	Q	C	Y	W	R	L	L	Z	L	K	V
I	A	Y	A	K	L	G	P	Q	E	Q	Q	R	L	A
V	X	J	K	E	A	O	D	K	T	A	Q	K	T	M
E	K	A	N	H	U	U	T	Z	N	I	M	L	Z	T
U	P	I	U	L	G	Z	K	N	I	N	I	O	H	R
K	K	G	H	Z	H	I	M	E	M	O	R	I	E	S
G	S	H	T	U	T	Q	U	U	U	R	A	S	B	S
L	T	Q	L	V	E	E	F	N	M	T	L	A	G	Q
H	B	N	R	F	R	L	B	W	U	I	J	X	L	Z

Key: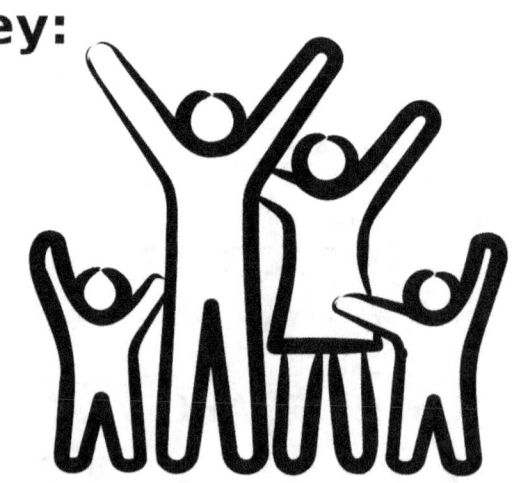

LAUGHTER
DINNER
MEMORIES
STORIES
HUGS
CELEBRATION

Classic TV Shows

E	B	V	L	E	U	C	B	L	U	C	Y	M	W	C
F	L	I	N	T	S	T	O	N	E	S	W	M	D	X
B	H	T	Q	W	N	I	R	R	Q	N	Y	V	L	A
R	F	J	S	V	H	J	D	K	M	Q	S	B	L	D
A	B	I	U	E	B	J	T	P	K	K	H	U	N	Q
D	L	Z	Y	L	R	R	G	U	N	S	M	O	K	E
Y	M	C	U	K	N	S	J	H	O	Z	Q	O	J	R
V	Z	N	F	N	N	F	K	S	I	K	N	W	Y	L
F	U	B	E	W	I	T	C	H	E	D	Q	Y	Y	T
K	Q	U	E	K	Q	Q	K	J	S	E	J	B	N	S
O	Y	V	Y	D	U	P	E	P	L	T	D	N	Y	M
U	J	M	C	I	N	L	I	Q	R	O	L	G	T	J
X	L	B	I	U	C	T	F	U	L	E	E	Y	Q	Q
Q	M	H	Y	M	A	S	H	T	H	T	W	L	Q	S
F	I	S	K	S	Q	D	J	X	W	N	F	G	S	M

Key:

LUCY
BEWITCHED
BRADY
MASH
GUNSMOKE
FLINTSTONES

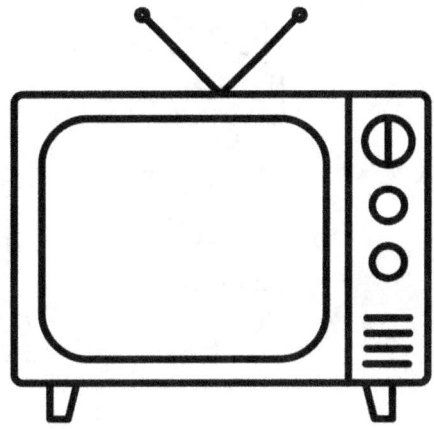

Childhood Games

K	M	K	C	M	Q	R	O	A	U	C	X	D	V	G
D	J	D	A	J	T	Z	M	S	Q	C	N	O	K	U
B	N	D	F	W	U	A	W	J	N	E	C	E	N	Y
L	T	B	M	Q	S	M	X	M	C	C	W	G	L	X
E	N	E	R	I	I	C	P	F	R	O	T	D	X	K
O	H	N	G	T	A	G	Q	R	S	A	Y	E	Z	M
G	Z	X	B	F	L	K	H	R	O	A	Y	Q	A	J
T	L	V	D	D	I	V	O	F	L	P	L	F	Q	O
M	C	H	Y	Z	P	H	P	T	A	V	E	A	M	B
C	F	S	Q	S	H	V	S	E	I	N	Y	L	A	B
T	B	E	Z	E	A	N	C	T	Y	I	R	C	R	F
D	X	G	Z	B	Y	I	O	V	Z	D	R	X	B	H
D	O	L	L	S	I	Y	T	C	R	E	F	H	L	O
K	I	T	E	S	Q	V	C	U	F	D	R	S	E	Z
W	C	X	H	L	B	V	H	K	C	C	L	X	S	R

Key:

HOPSCOTCH
JUMPROPE
TAG
MARBLES
DOLLS
KITES

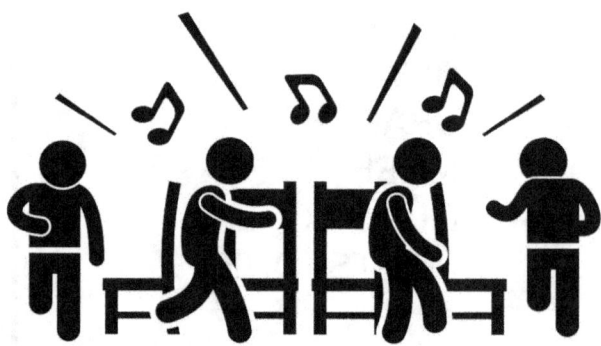

Seasonal Joys

X	I	Z	Q	M	P	M	J	R	B	S	V	L	J	M
D	F	U	C	D	M	J	D	M	N	N	M	Q	I	M
M	S	W	V	G	Z	E	J	O	F	O	K	W	J	S
U	C	M	X	E	G	V	W	F	V	S	P	Q	E	S
C	O	Q	I	I	A	V	H	Q	N	P	K	M	C	N
L	R	F	A	I	S	R	U	V	E	R	K	T	U	P
V	J	J	U	L	R	S	C	P	O	I	V	D	E	M
T	S	J	L	G	Q	K	U	V	U	N	P	U	L	O
W	W	T	T	F	Y	O	K	M	D	G	W	Y	R	S
F	M	C	A	K	K	J	A	W	M	F	U	A	M	U
J	P	A	U	X	G	U	A	X	D	E	I	U	C	A
P	W	F	T	Z	J	T	R	B	L	N	R	J	R	I
A	H	Z	U	O	X	M	D	C	B	M	U	J	W	V
Y	O	Z	M	K	Y	J	L	E	A	V	E	S	R	U
X	I	Q	N	Z	O	Y	S	P	B	W	H	V	W	X

Key:

SUMMER
SNOW
AUTUMN
SPRING
RAIN
LEAVES

Nostalgic Foods

K	N	Z	F	S	A	S	L	Z	Y	S	K	R	K	O
X	B	R	X	O	D	N	P	R	Y	P	I	E	J	W
V	Z	B	Z	O	Z	D	J	S	P	H	T	F	J	T
F	G	C	I	J	B	E	D	H	J	Q	U	K	H	G
Z	J	X	C	O	H	U	F	R	I	E	S	H	U	Q
E	O	C	E	M	Z	E	R	Z	U	G	U	O	R	L
L	I	B	C	I	L	N	C	G	F	T	E	H	S	U
R	X	K	R	L	V	V	N	A	E	I	X	N	X	C
M	O	O	E	K	T	W	W	L	E	R	B	S	D	X
T	A	Y	A	S	B	T	U	T	C	R	S	X	K	I
I	T	G	M	H	E	Y	E	A	F	P	V	K	L	L
G	W	O	S	A	U	E	N	A	J	I	Y	L	K	R
N	R	R	I	K	M	D	J	R	A	O	O	F	C	S
H	X	B	D	E	Y	D	N	F	V	X	D	J	X	F
Q	R	S	P	O	Q	W	N	C	F	Q	R	C	L	Y

Key:

MILKSHAKE
BURGERS
FRIES
PIE
CANDY
ICECREAM

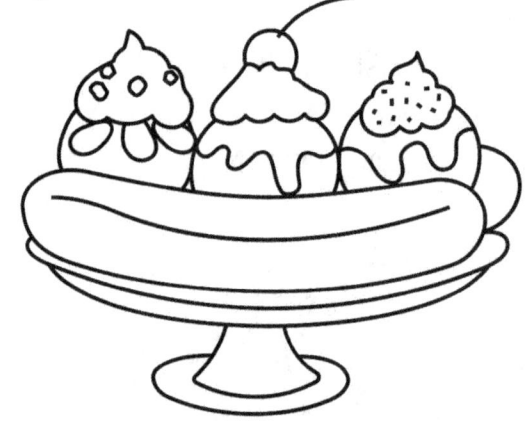

Cherished Holidays

M	H	K	H	D	F	U	J	Y	Y	Q	A	T	H	J
P	Z	F	R	C	R	S	P	B	X	I	G	C	H	Q
T	V	X	U	Y	Q	Y	S	Y	N	L	Q	E	J	D
A	R	X	V	Y	Q	H	S	O	N	H	A	A	C	D
D	R	J	J	A	M	J	I	V	C	V	Q	L	H	C
M	J	I	V	N	C	J	T	I	G	X	B	V	W	H
S	N	E	S	Q	E	A	G	S	B	M	I	B	R	R
G	G	N	A	W	H	W	T	K	S	L	R	D	O	I
K	P	Y	L	S	K	L	Y	I	E	H	T	K	S	S
A	Y	T	C	L	T	E	V	E	O	F	H	Y	G	T
P	W	A	P	U	Y	E	W	E	A	N	D	Y	V	M
N	Z	F	Z	S	Z	R	R	T	D	R	A	A	U	A
L	P	E	R	Y	Z	Q	G	S	S	O	Y	R	T	S
A	M	O	E	K	C	Q	Z	W	V	C	D	V	F	Z
S	T	H	A	N	K	S	G	I	V	I	N	G	V	U

Key:

CHRISTMAS
THANKSGIVING
NEWYEAR
EASTER
BIRTHDAY
VACATION

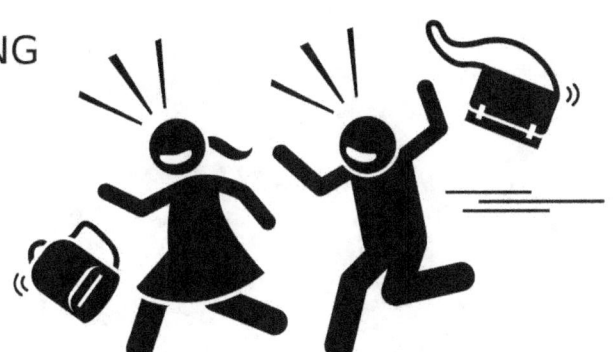

MEMORY PROMPTS

CHERISHED REFLECTIONS

Take a moment to reflect and share your story. These memory prompts are here to guide you through cherished moments of your life. Write down your thoughts, or simply enjoy reminiscing. Feel free to share your answers with a friend or loved one to spark meaningful conversations.

1

YOUR FAVORITE SONG

What was your favorite song from the 1950s or 1960s? Who sang it, and why was it special to you? Did you ever dance to it or sing along?"

2

YOUR FIRST CAR

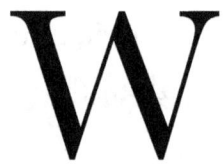hat was the first car you owned or drove? What color was it? Did you go on any memorable road trips or adventures in it?

3

A FAMILY HOLIDAY

What family traditions did you have during the holidays in the 1950s or 1960s? Did you decorate a tree, bake special treats, or visit loved ones?

4

SCHOOL MEMORIES

What was school like for you in the 1950s or 1960s? Who was your favorite teacher, and what subjects did you enjoy most?

5

FAVORITE MOVIE OR TV SHOW

What movie or TV show did you love watching during the 1950s or 1960s? Did you watch it with friends or family? What made it memorable?

6

A SPECIAL BIRTHDAY

Can you remember a special birthday celebration during the 1950s or 1960s? Who was there, and what gifts did you receive?

7

YOUR FIRST JOB

What was your first job? Where did you work, and how much did you earn? What did you learn from the experience?

8

A FASHION TREND YOU LOVED

What fashion trends do you remember from the 1950s or 1960s? Did you ever wear poodle skirts, saddle shoes, or leather jackets? How did it make you feel?

9

A MEMORABLE MEAL

What meals or dishes do you remember enjoying in the 1950s or 1960s? Did you have a favorite diner, restaurant, or home-cooked meal?

10

A DAY AT THE MOVIES OR DRIVE-IN

Do you remember going to a movie theater or drive-in during the 1950s or 1960s? What movie did you see, and who went with you?

COLORING PAGES
RELAX AND CREATE

U nleash your creativity as you bring these simple, nostalgic designs to life. Use pencils, markers, or crayons—whatever sparks your imagination! There's no rush, so relax and enjoy the process.

MEMORY LANE BOOKS

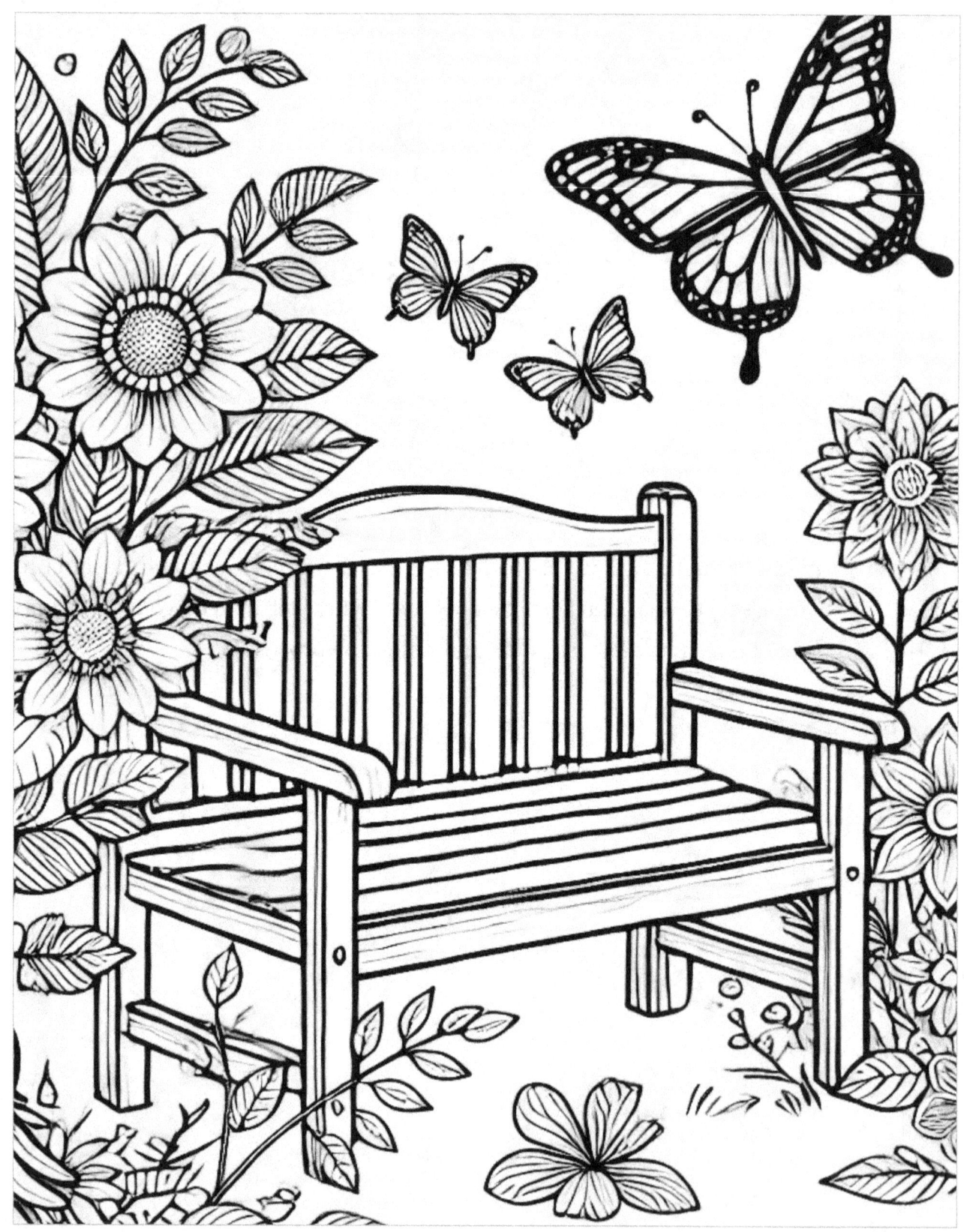

Golden Memories

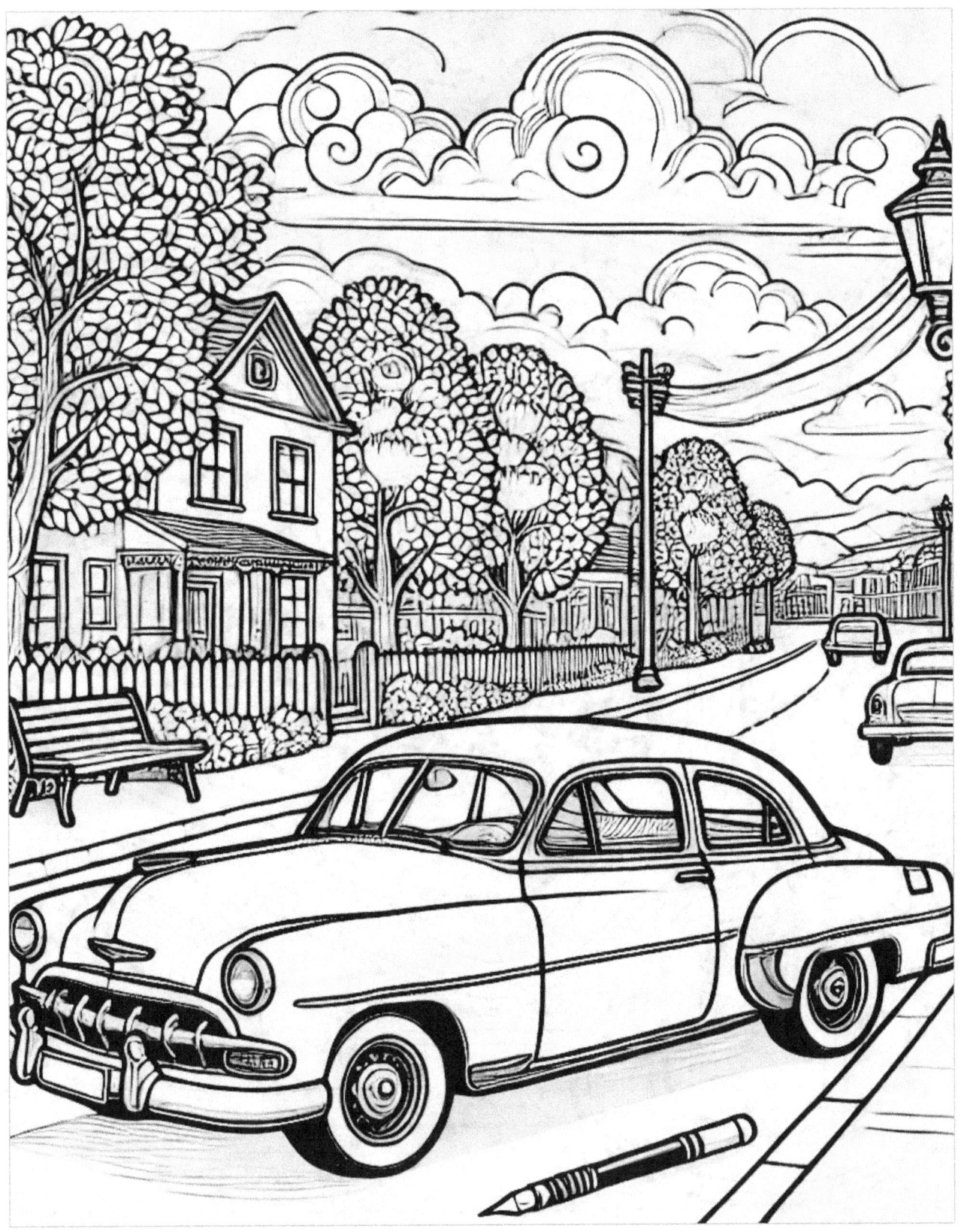

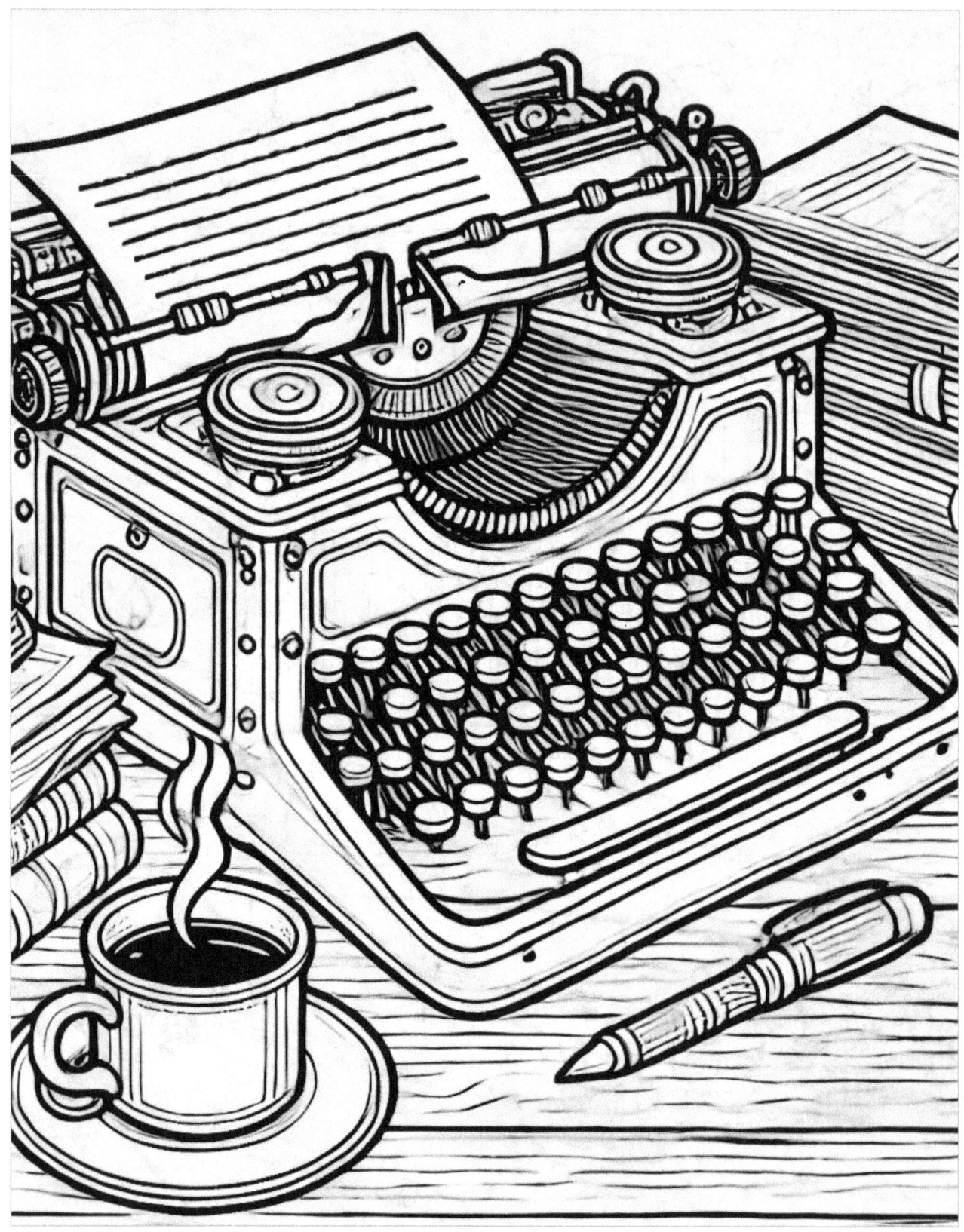

Golden Memories

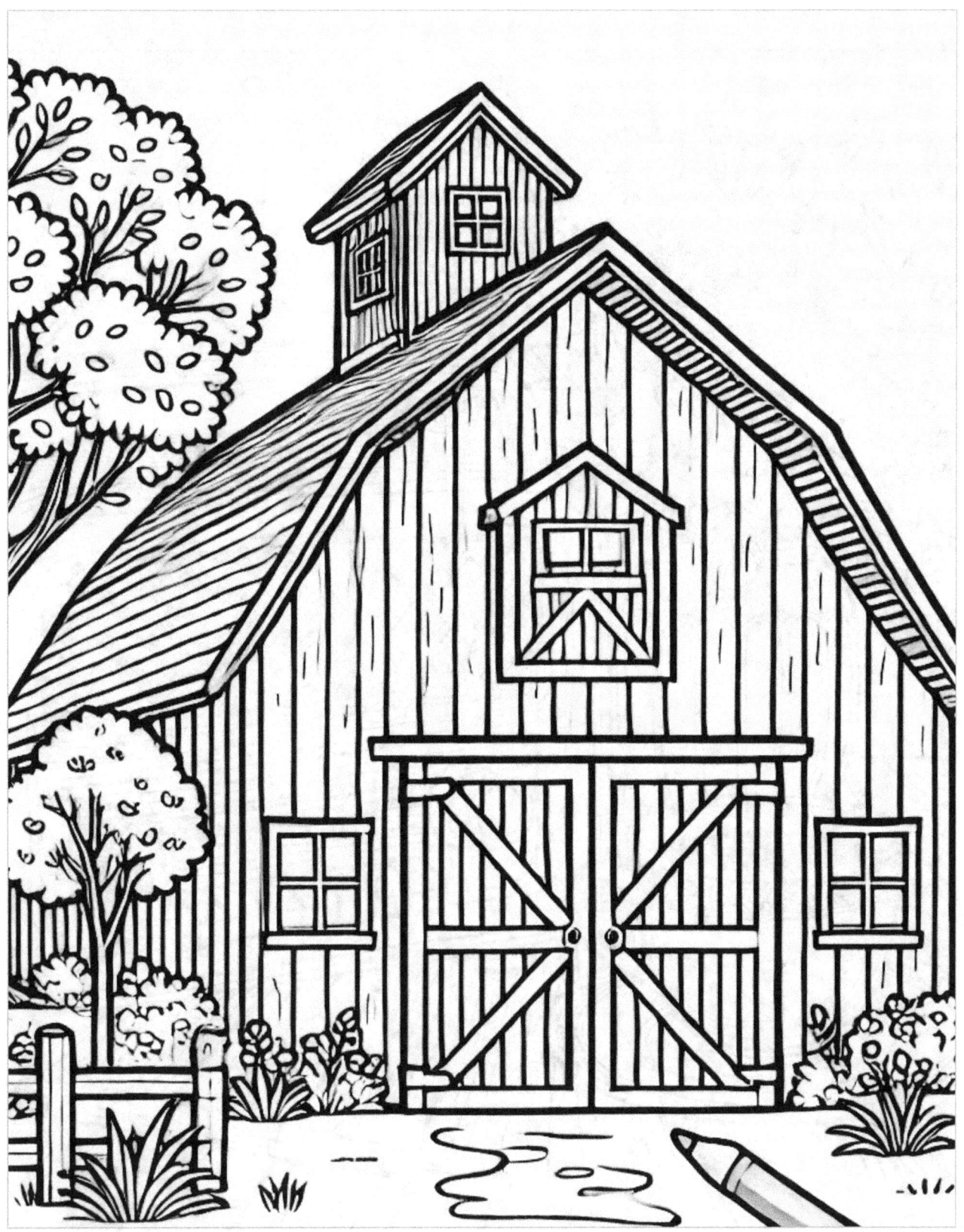

MEMORY LANE BOOKS

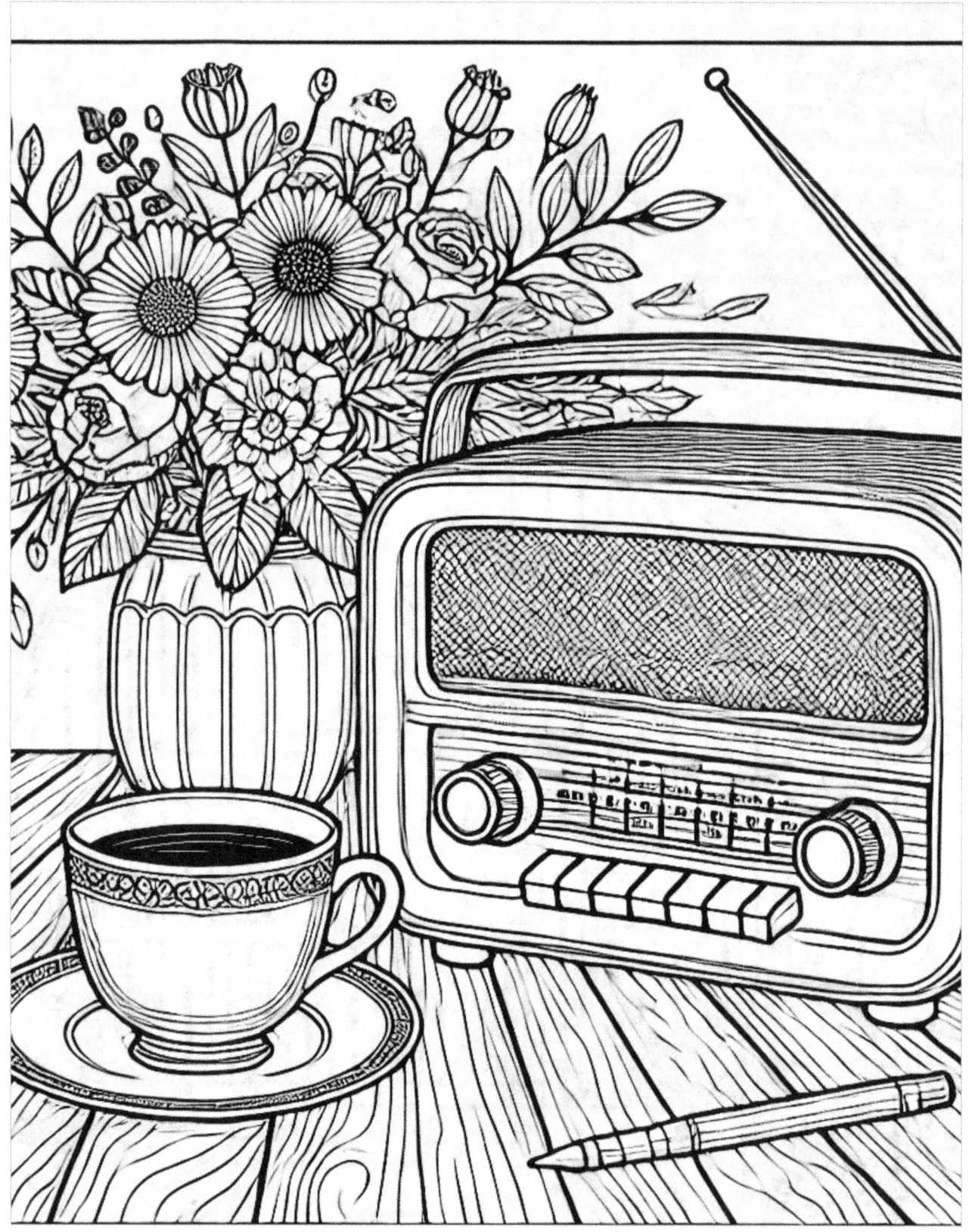

Golden Memories

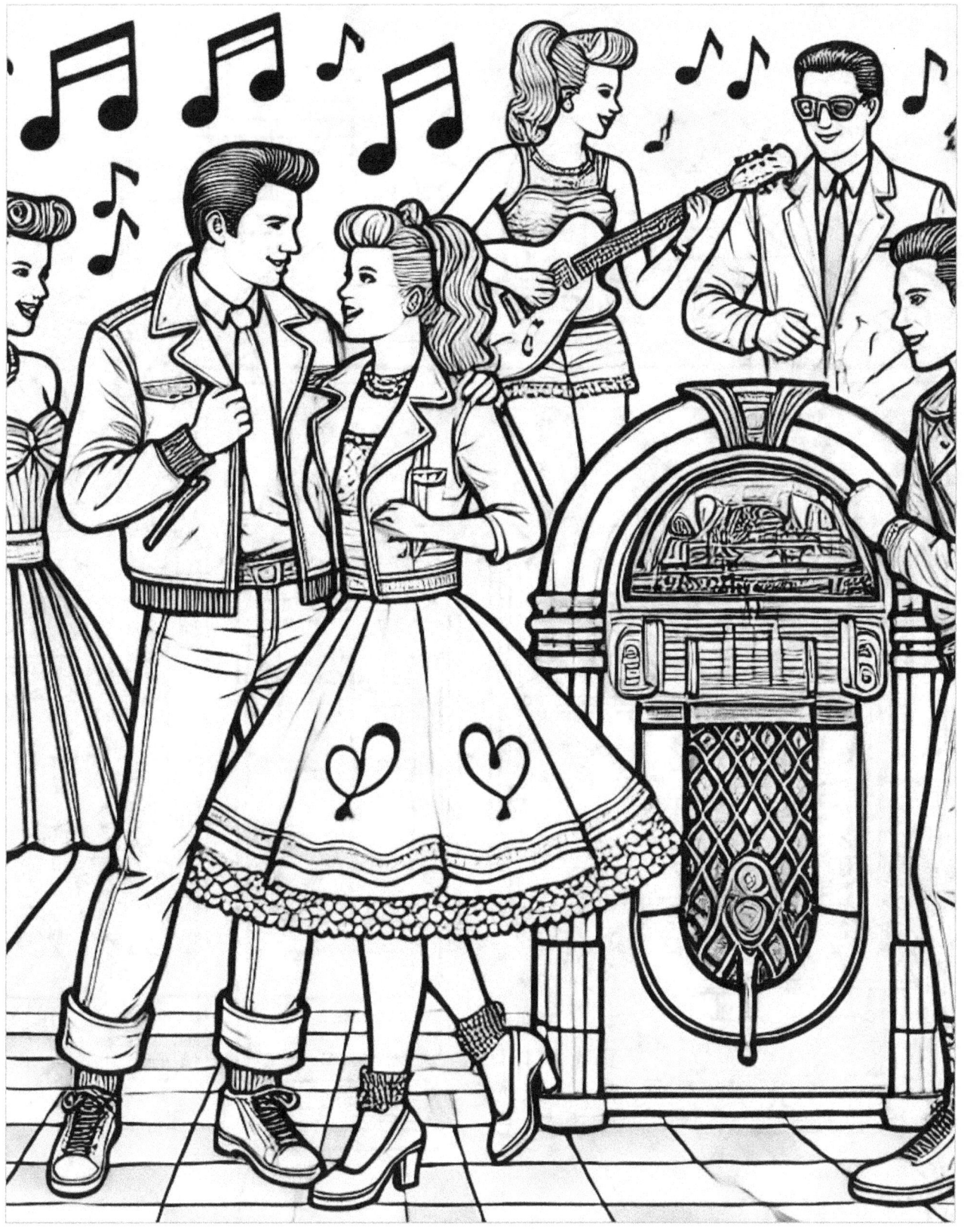

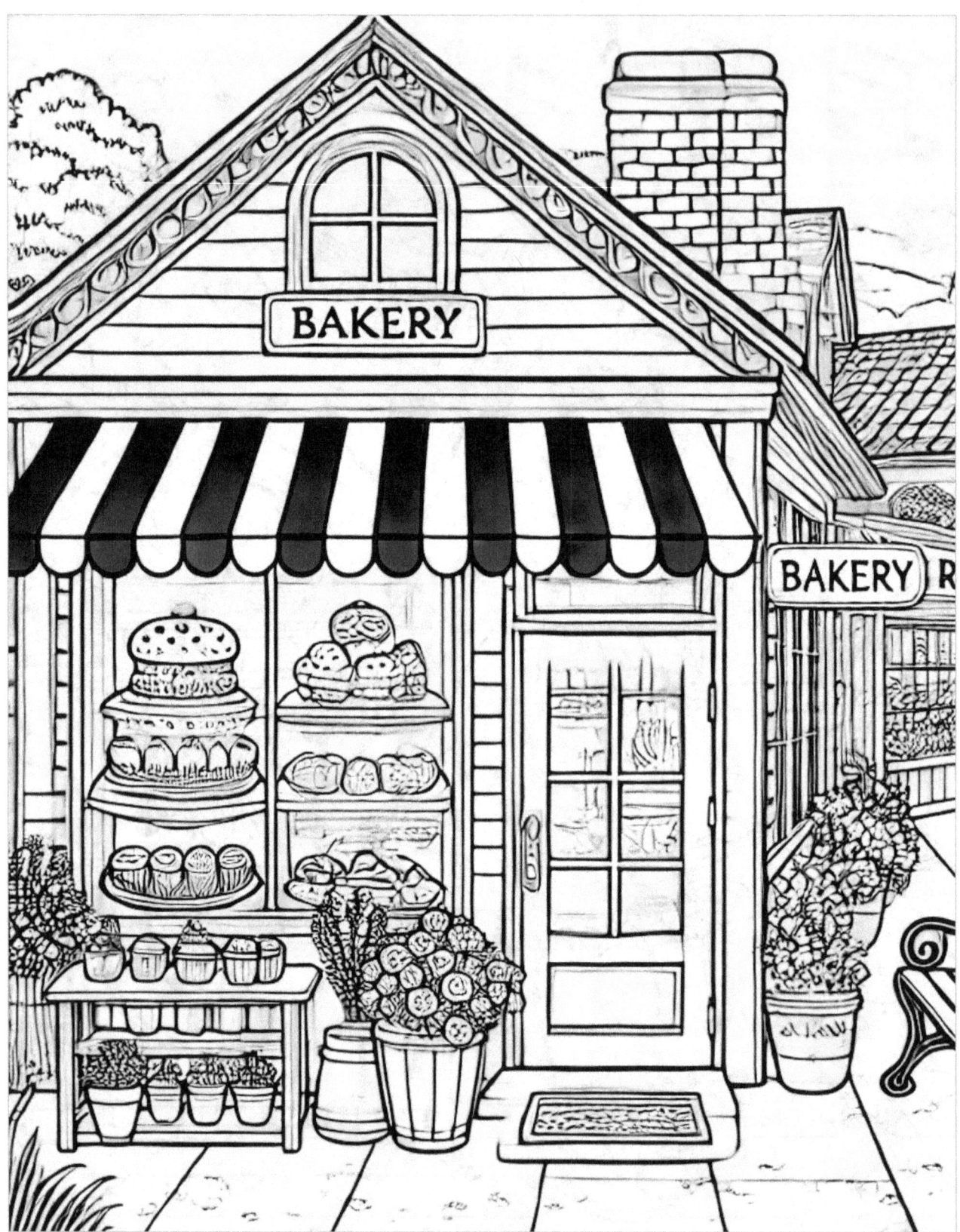

Golden Memories

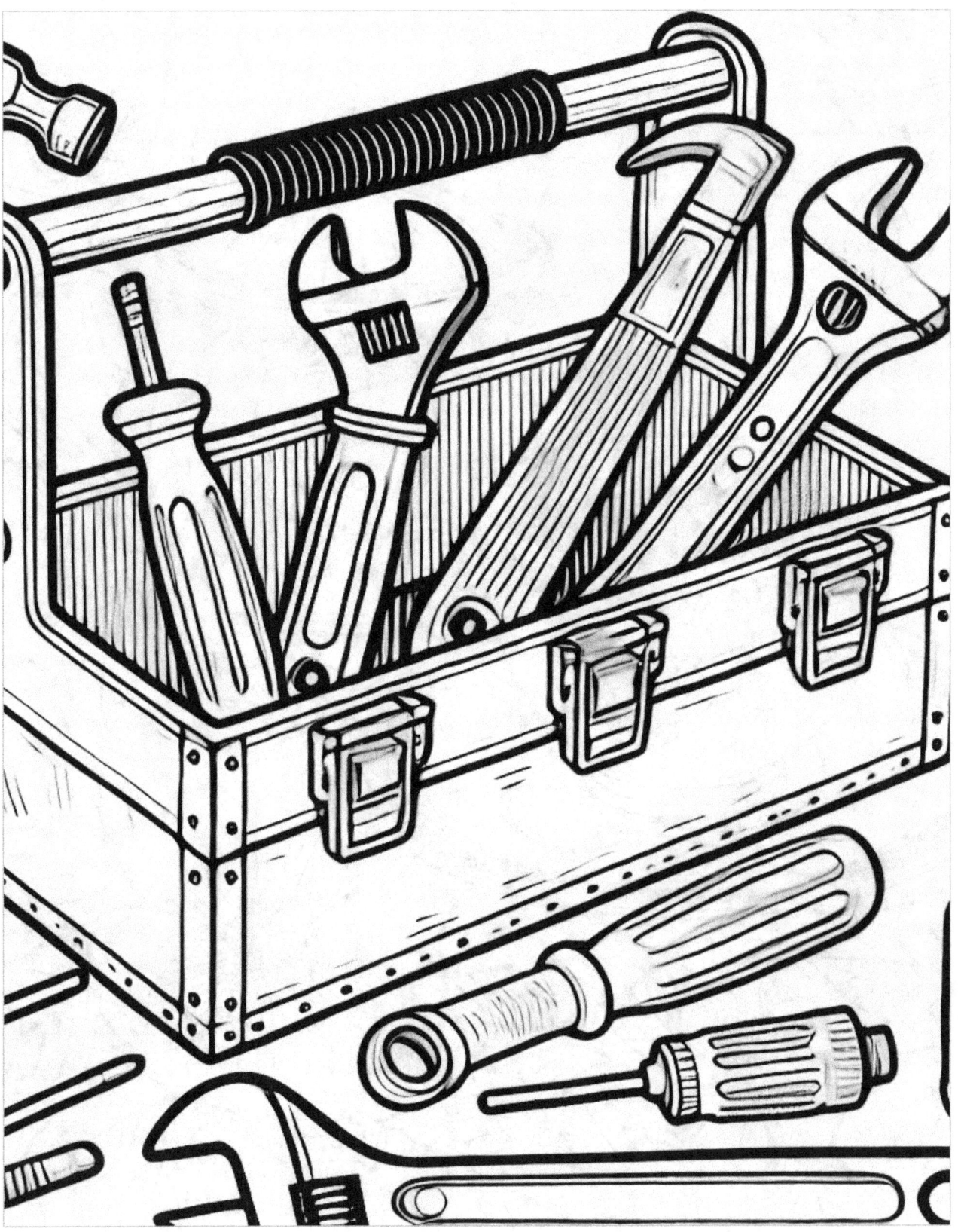

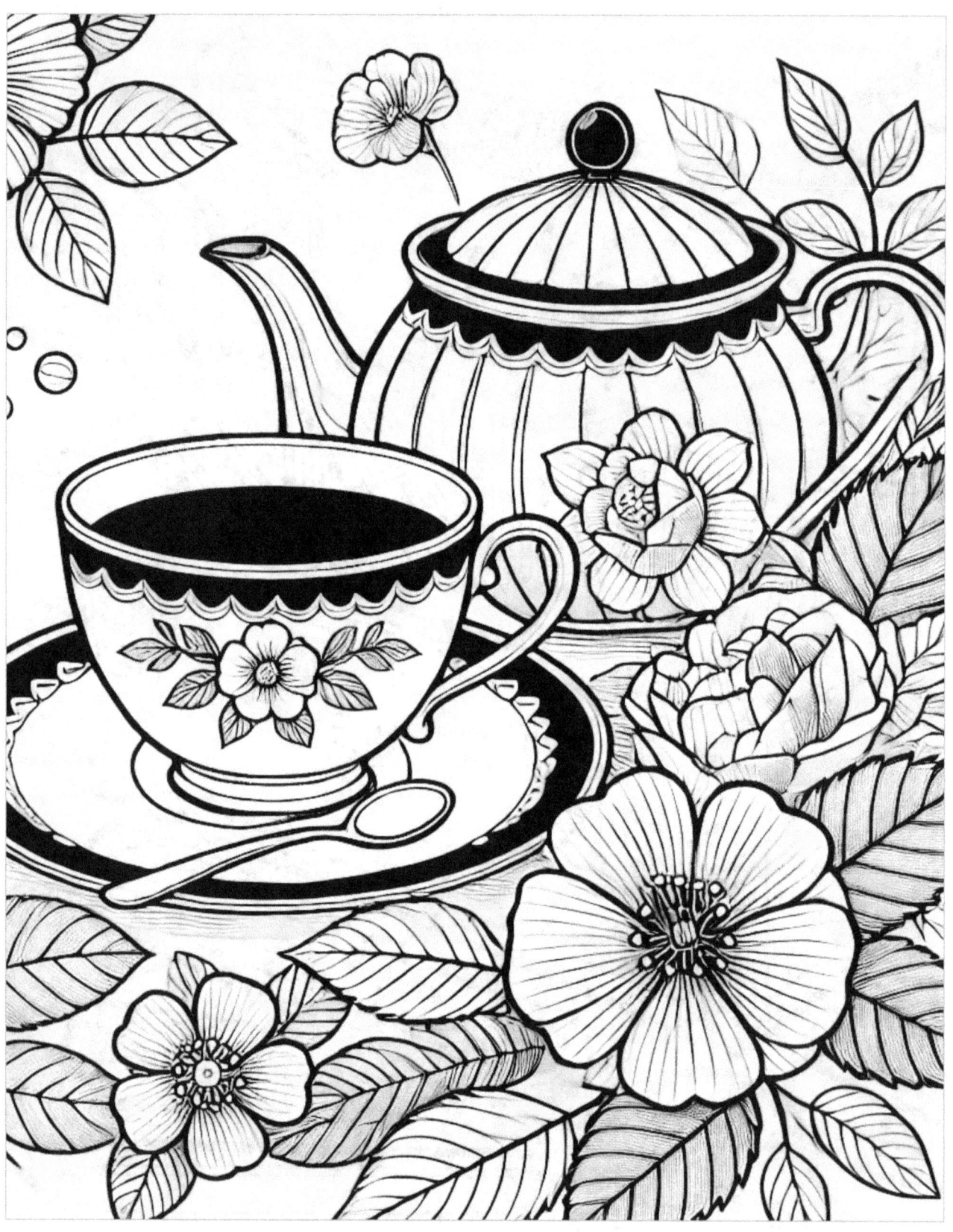

Golden Memories

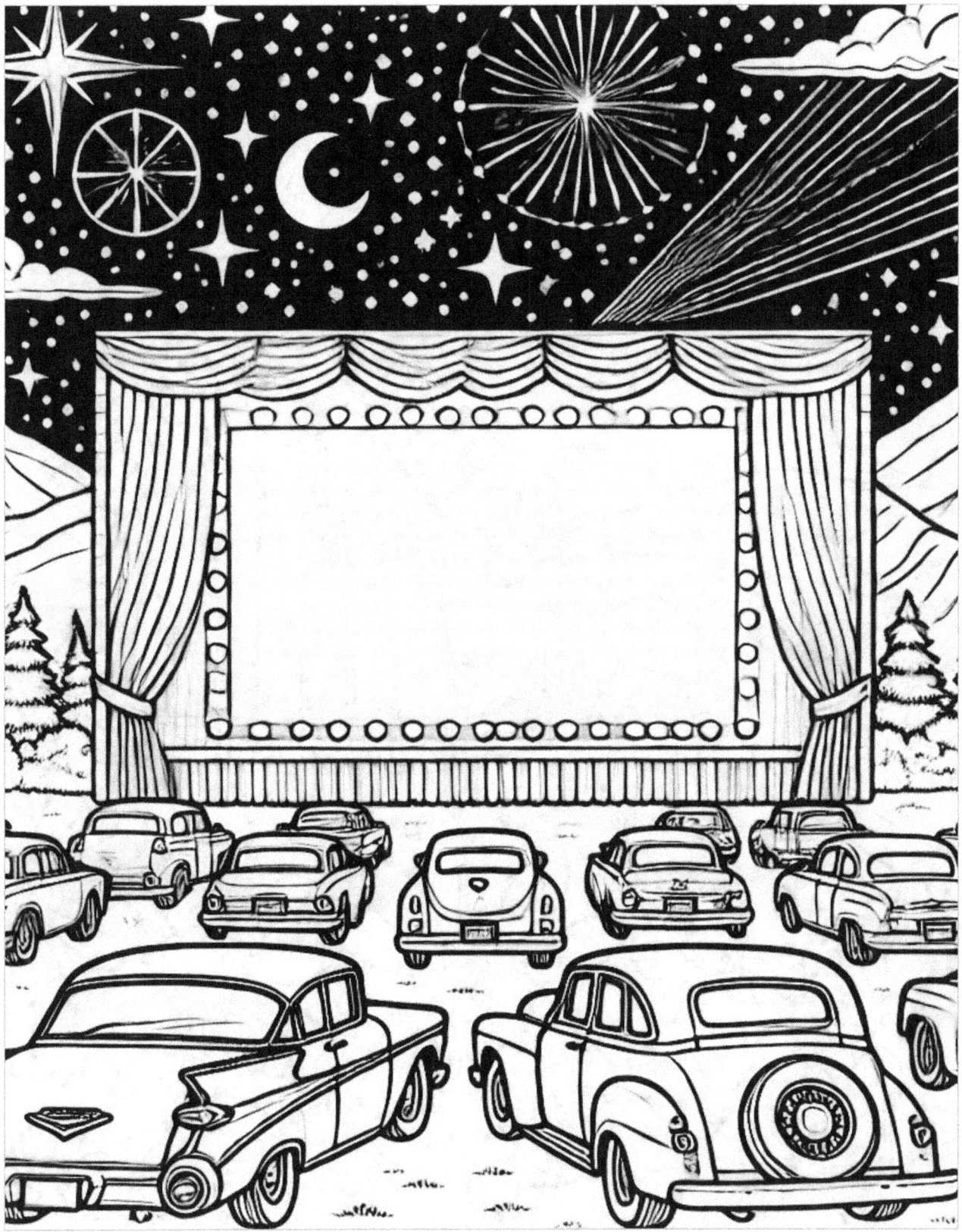

MEMORY LANE BOOKS

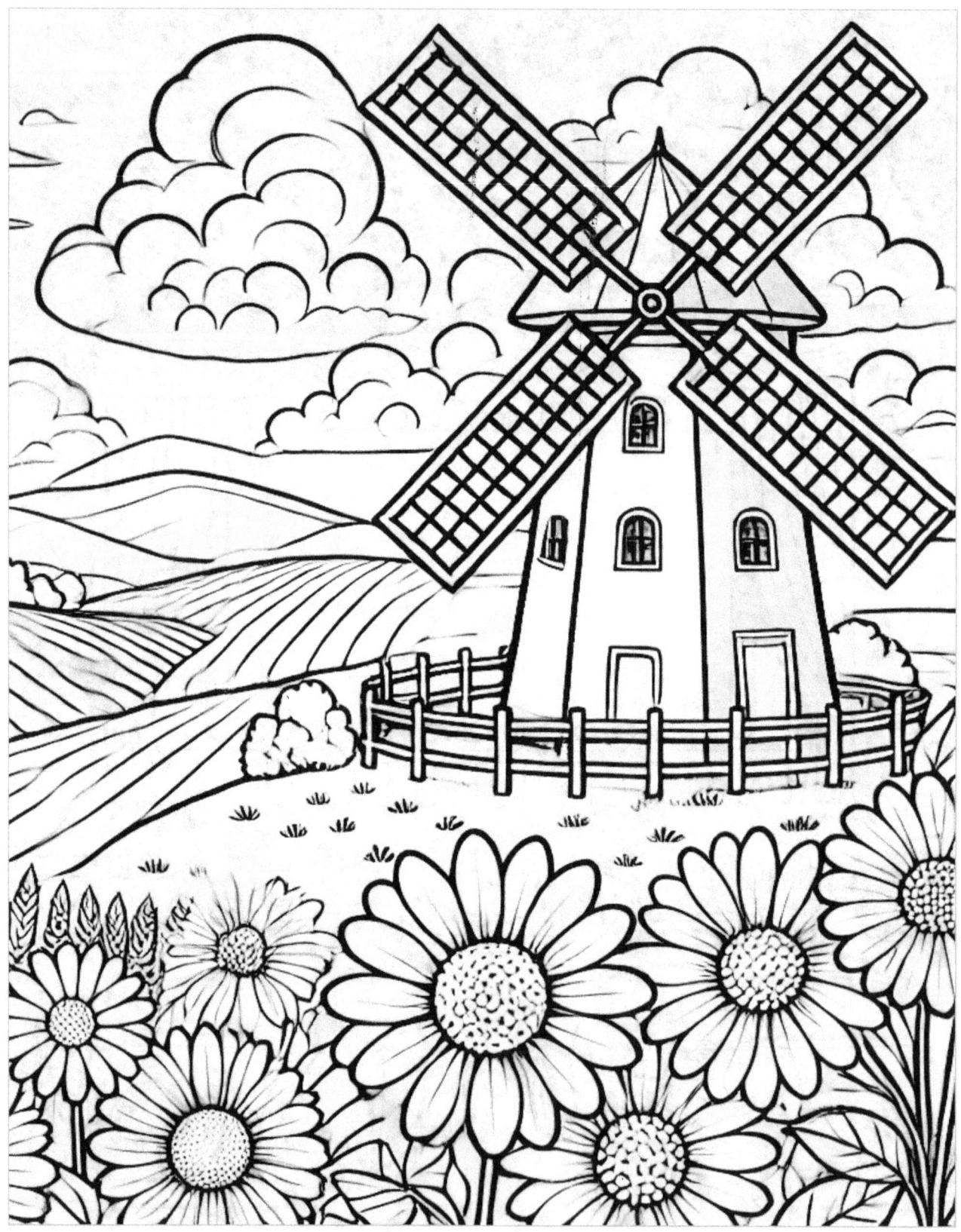

SIMPLE CROSSWORDS
PUZZLING FUN

Test your knowledge with these simple, fun crossword puzzles! Read the clues carefully and fill in the blank spaces with the correct words. Need help? Feel free to ask a friend or family member to join the fun.

MEMORY LANE BOOKS

Golden Memories of the 1950s and 1960s

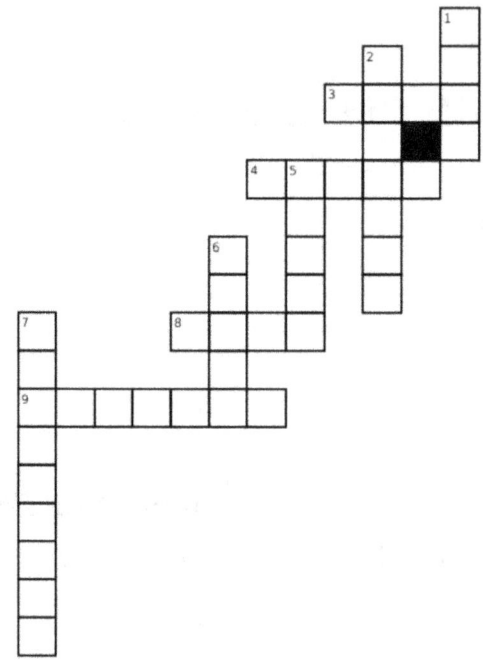

Down:
1. Referring to "Hey Jude," a famous Beatles song from the 1960s.
2. A favorite snack at drive-in movies.
5. Iconic rock 'n' roll singer of the 1950s.
6. A diner drink made with ice cream, popular in the 1950s.
7. A popular hairstyle of the 1950s.

Across:
3. A classic car brand of the 1950s.
4. As in "Make Peace, Not War," a 1960s slogan.
8. Referring to "Happy Days," a TV show set in the 1950s.
9. As in Michael Jackson, referencing his early music career.

Classic Tunes and Trends of the 1950s and 1960s

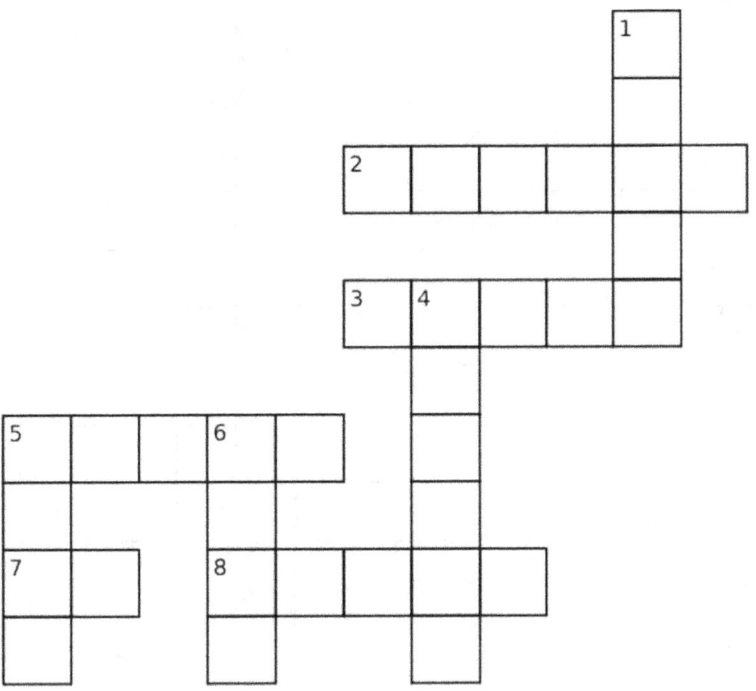

Down:
1. Popular 1960s TV family, "The ___ Bunch."
4. The 1960s movement symbolized by flowers and peace.
5. A popular 1950s teen magazine with Elvis on the cover.
6. A popular 1950s soda brand, often served in glass bottles.

Across:
2. A musical instrument essential to rock 'n' roll.
3. A classic car make loved in the 1950s, starts with "C."
5. A 1960s dance style that involved shaking hips and legs.
7. Popular 1950s TV show host known for "The Ed Sullivan Show."
8. A style of jeans popular in the 1960s, associated with rebellion.

Golden Icons of the 1950s and 1960s

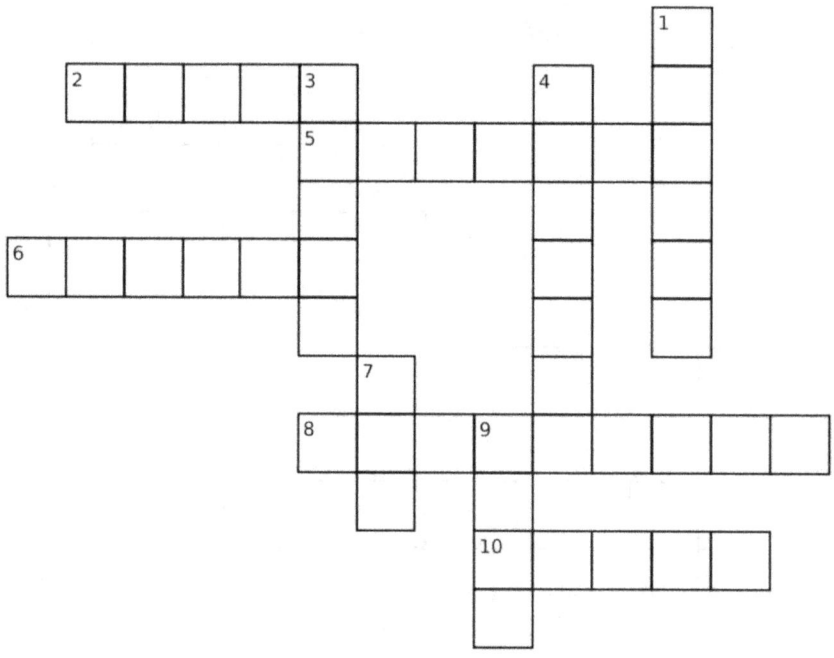

Down:
1. A famous actress from the 1950s, starred in "Gentlemen Prefer Blondes."
3. A popular 1960s spy series, "Get ___."
4. A 1950s rockabilly singer, "Blue Suede Shoes" performer.
7. A leading 1960s fashion trend, named after a British city.
9. A hit TV game show from the 1960s, "Let's Make a ___."

Across:
2. A popular 1950s leather jacket brand worn by rebels.
5. A 1950s "King of Cool" actor, starred in "The Great Escape."
6. A famous 1950s diner meal, often served with fries.
8. A 1960s festival celebrating music and peace.
10. A famous 1960s Beatles album, "___ Road."

SPOT THE DIFFERENCE
FIND THE CHANGES

Each set of pictures looks almost the same—but there are subtle differences! Find and circle the changes in the second image. Take your time and see how many you can spot!

MEMORY LANE BOOKS

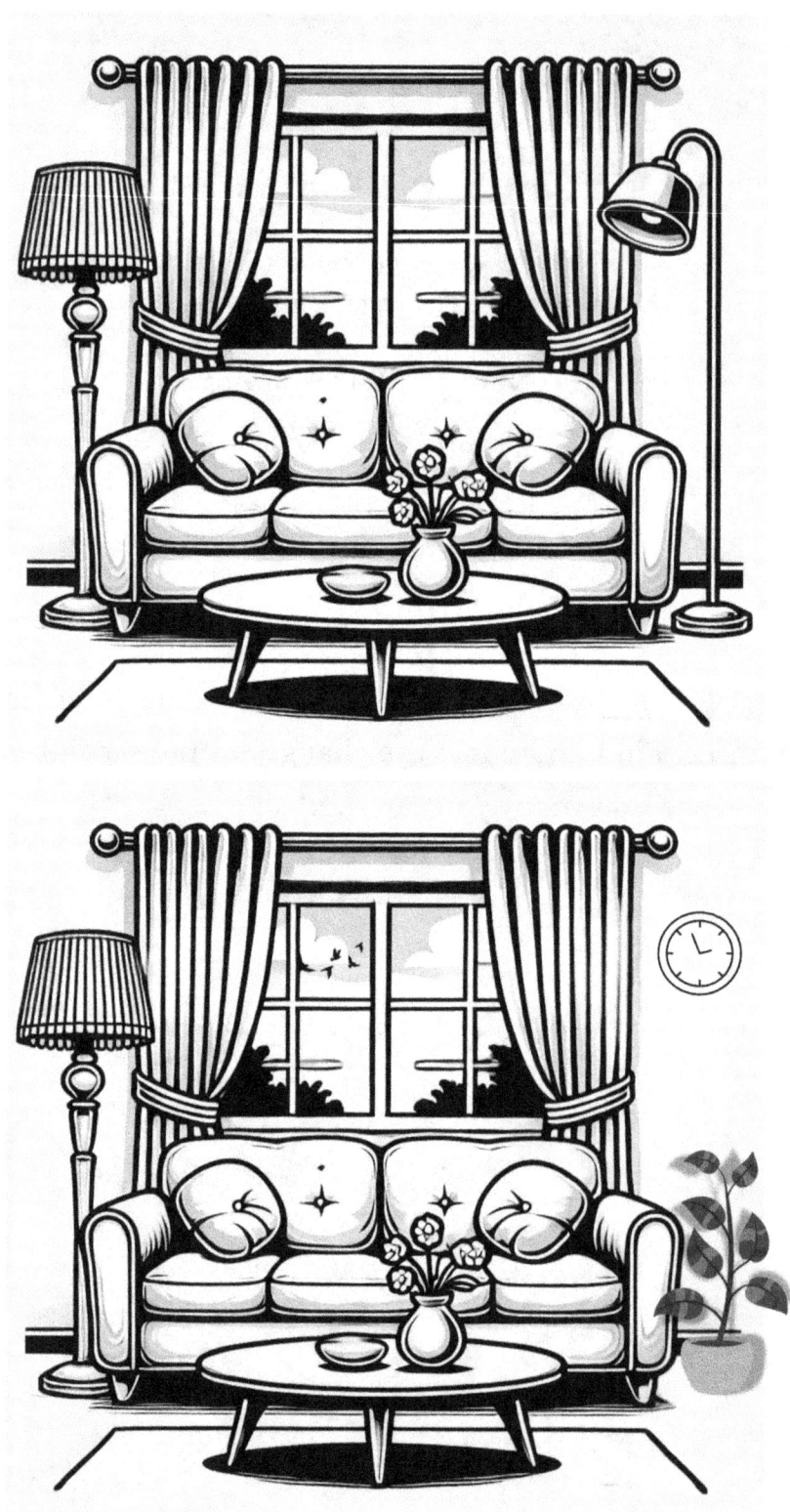

Golden Memories

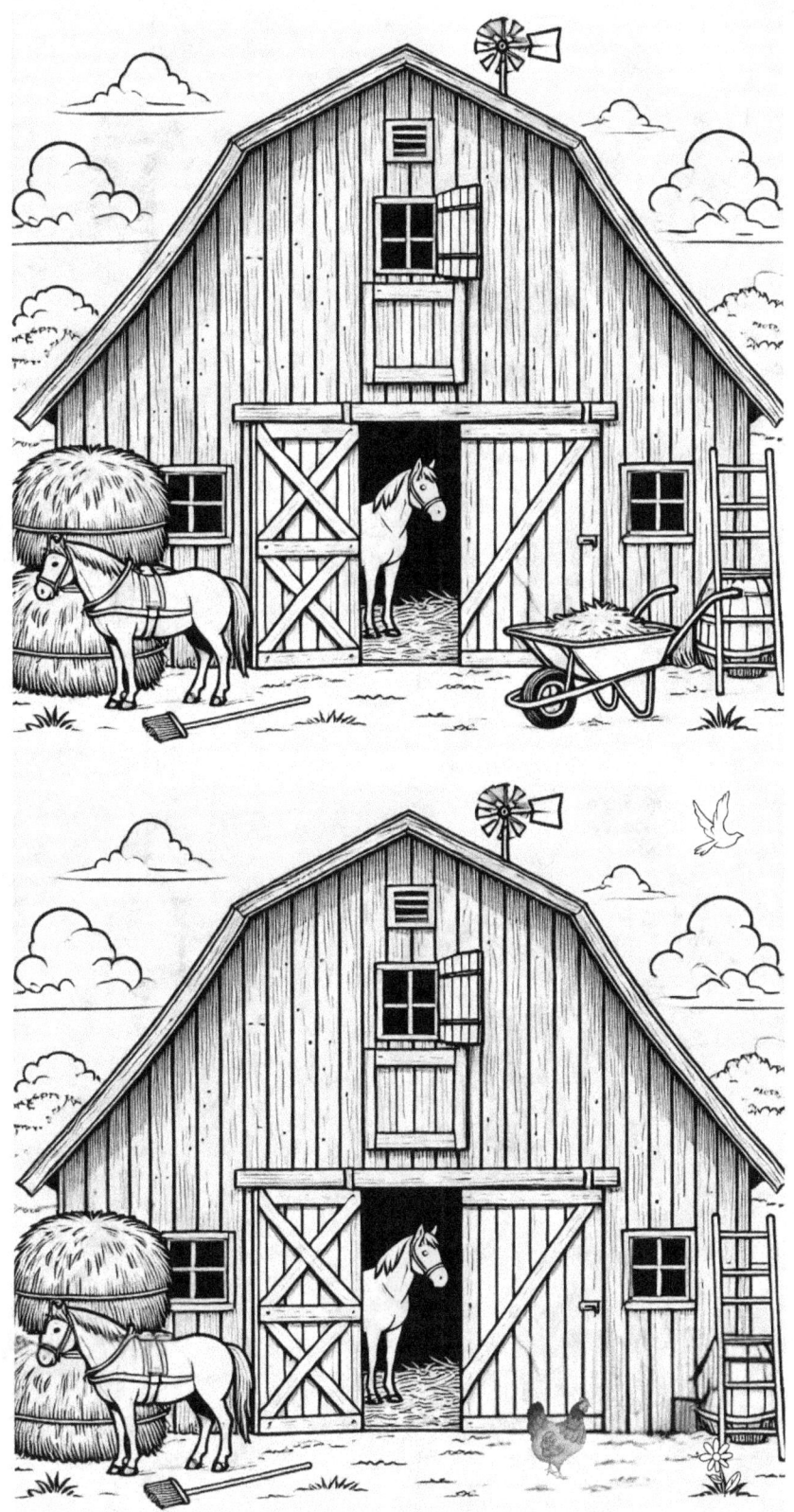

MEMORY LANE BOOKS

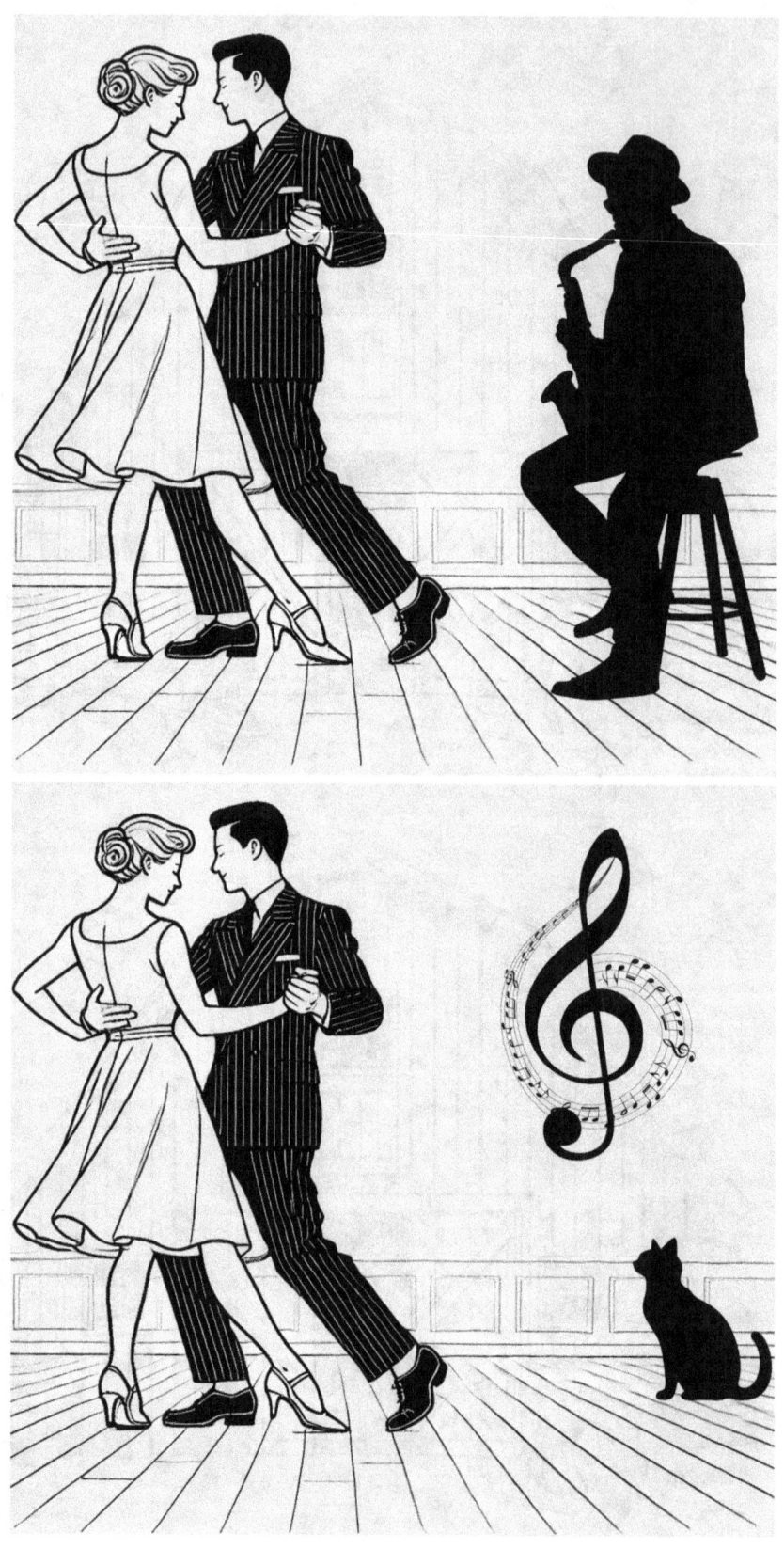

Golden Memories

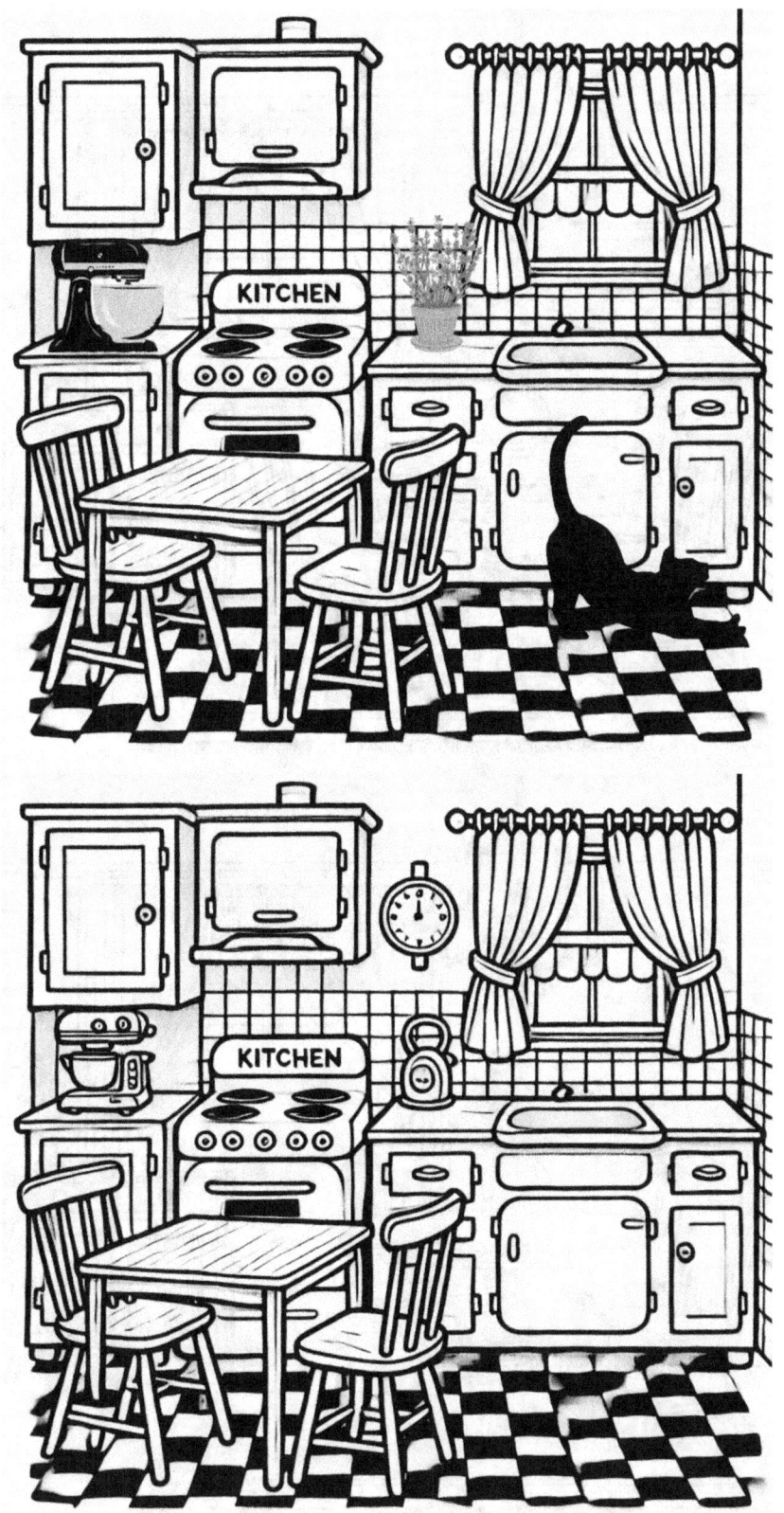

MEMORY LANE BOOKS

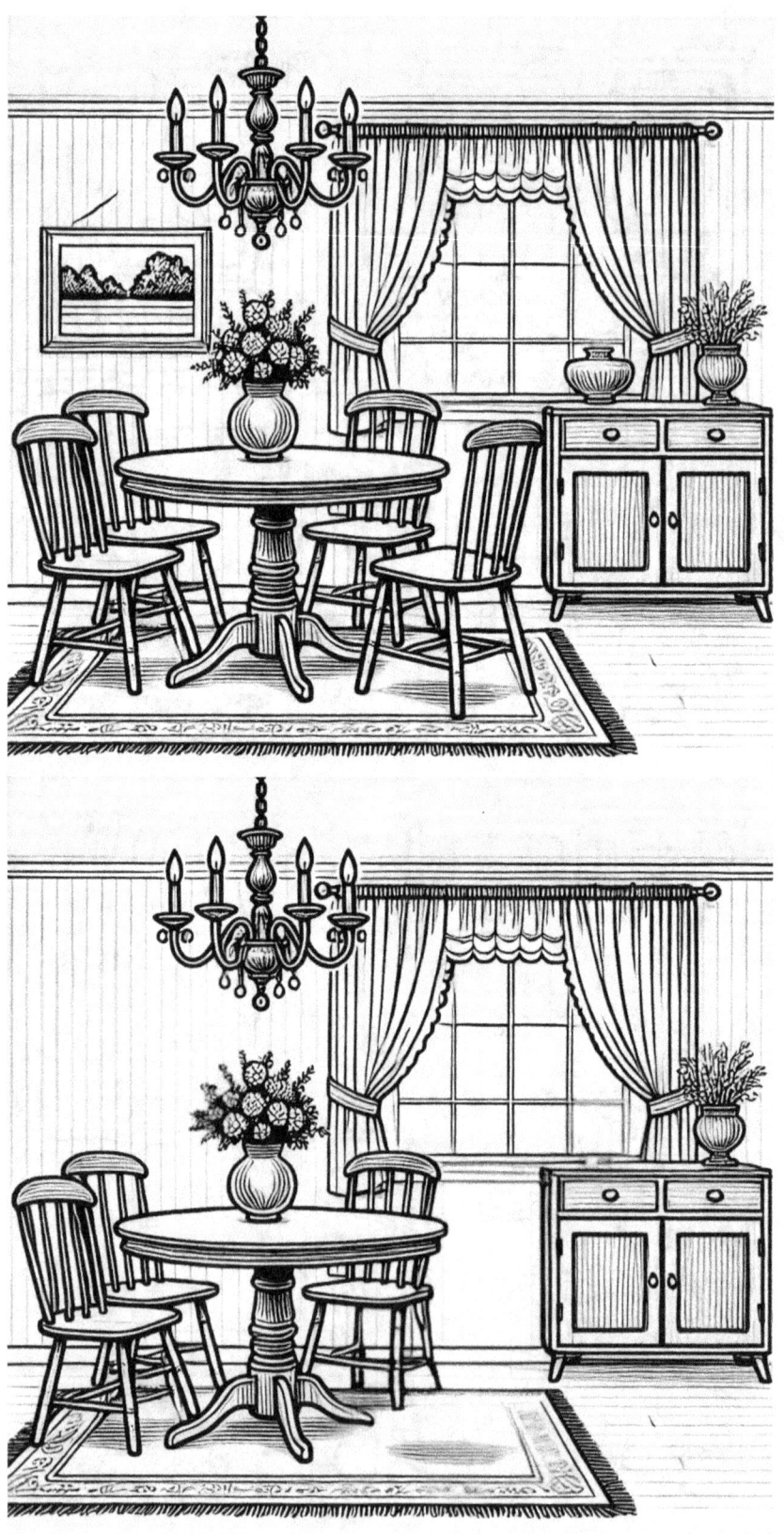

MAZES
PATHWAYS OF FUN

Find your way through these delightful mazes. Start at the beginning and trace your path to the finish line. Use a pencil so you can try again if you hit a dead end!

Golden Memories

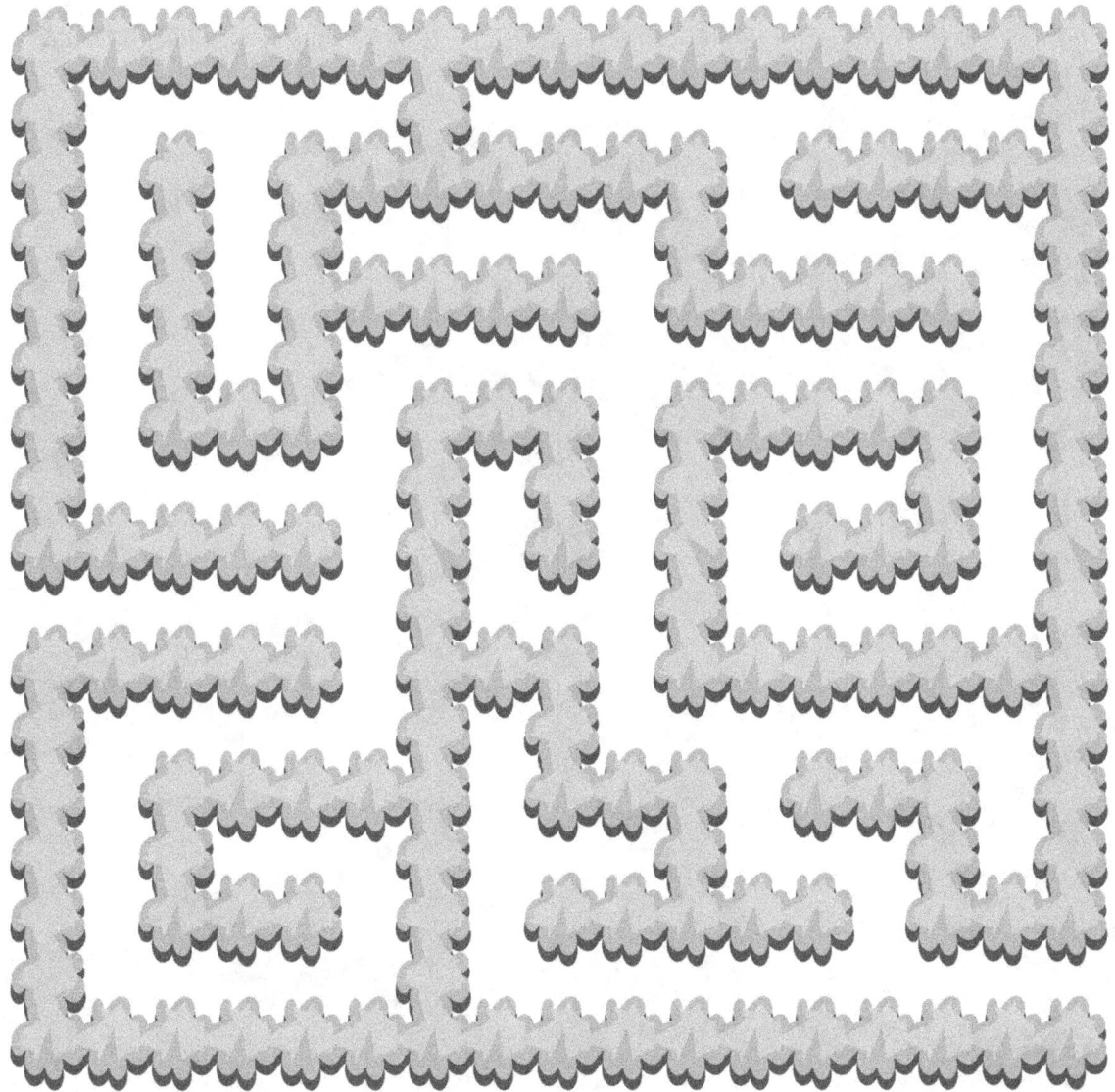

Golden Memories

MEMORY LANE BOOKS

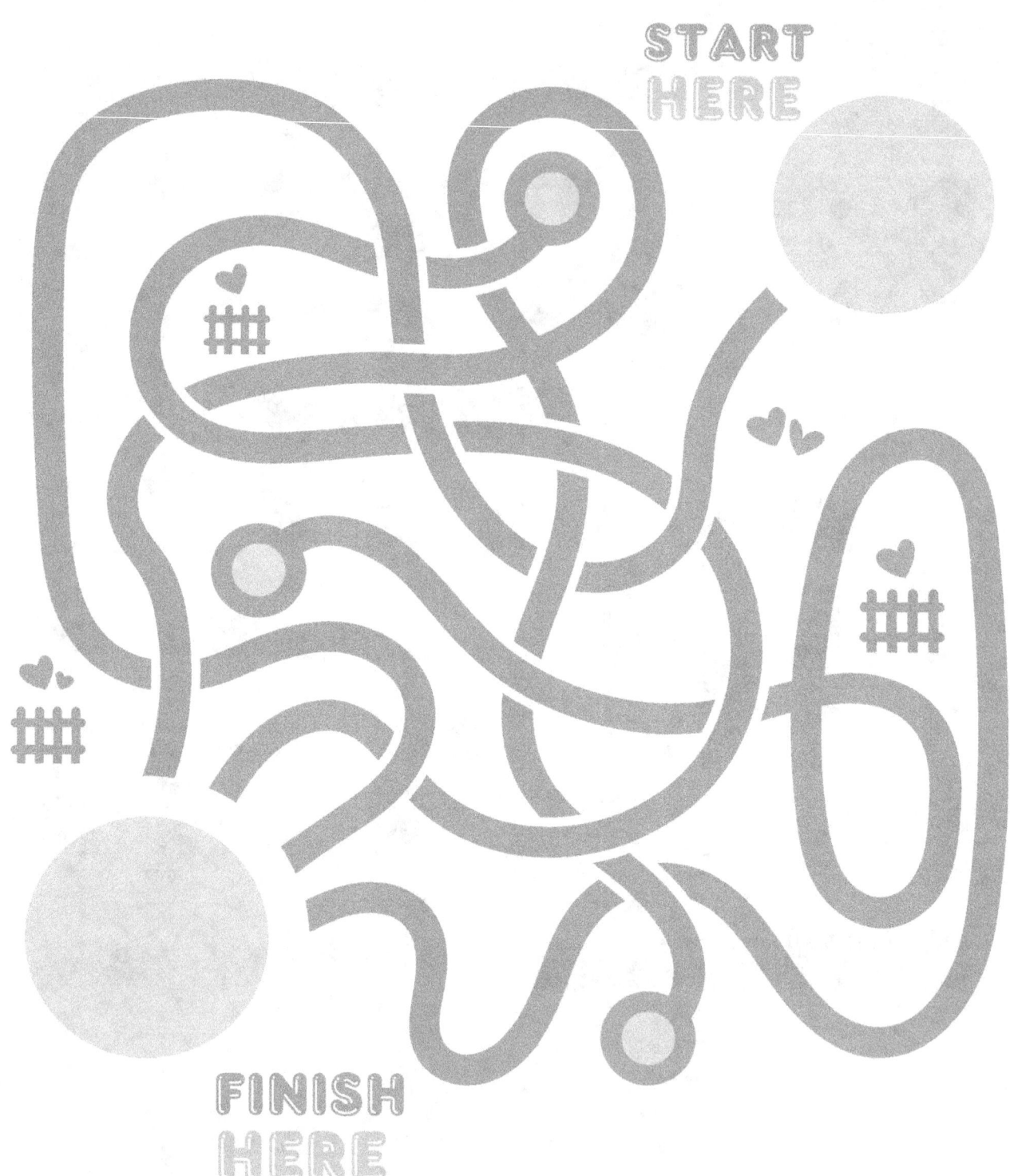

Golden Memories

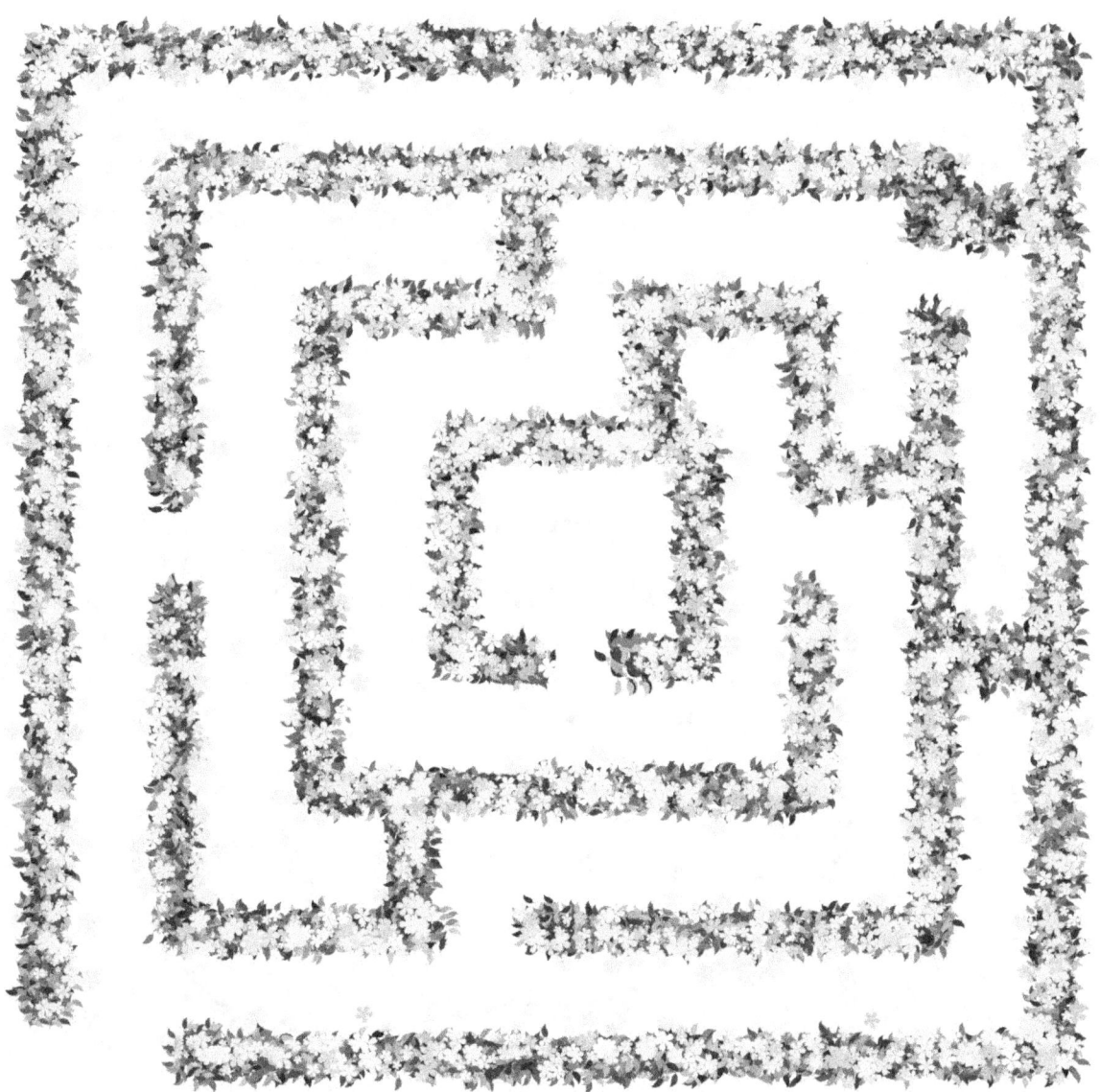

MEMORY LANE BOOKS

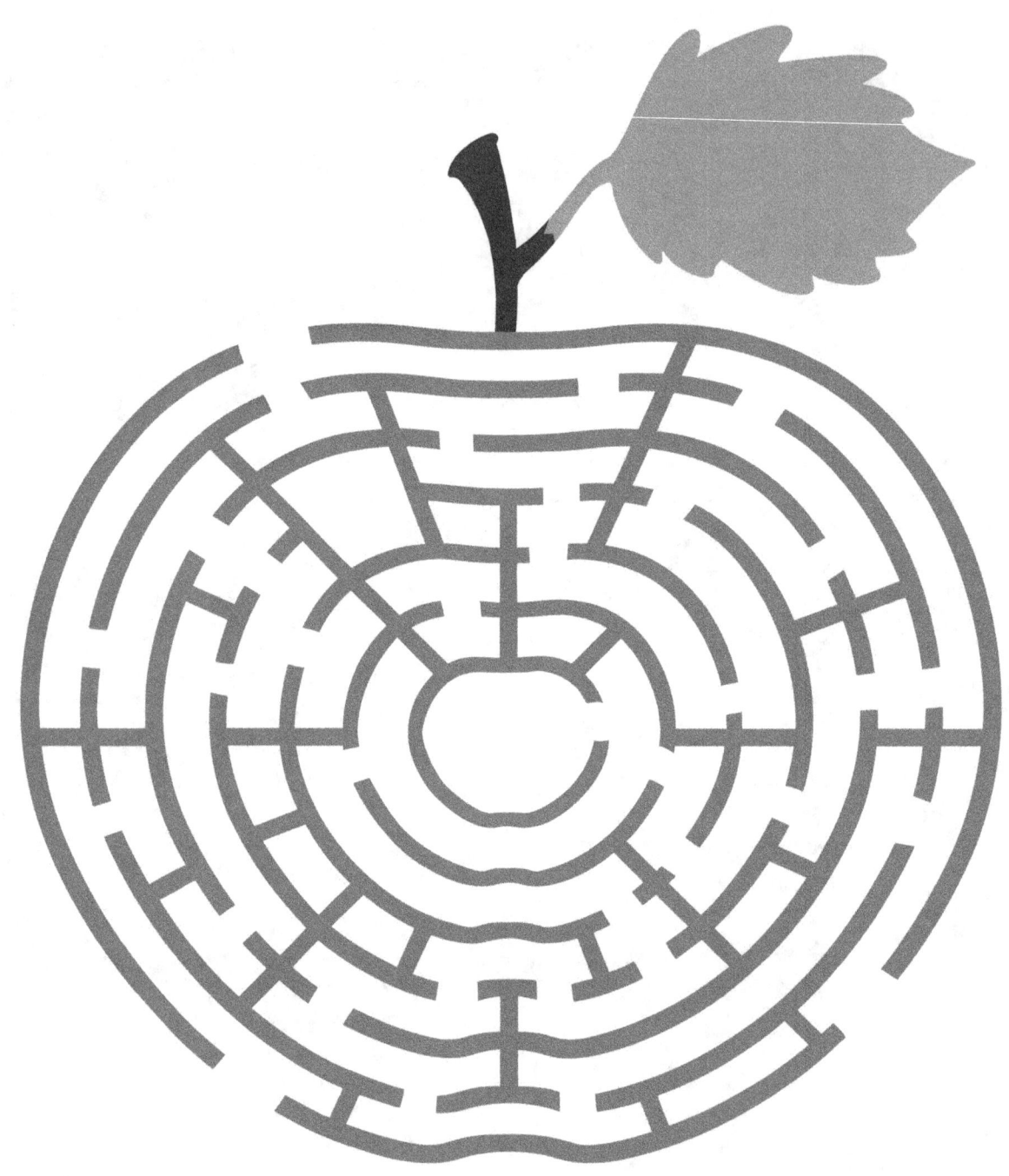

Golden Memories

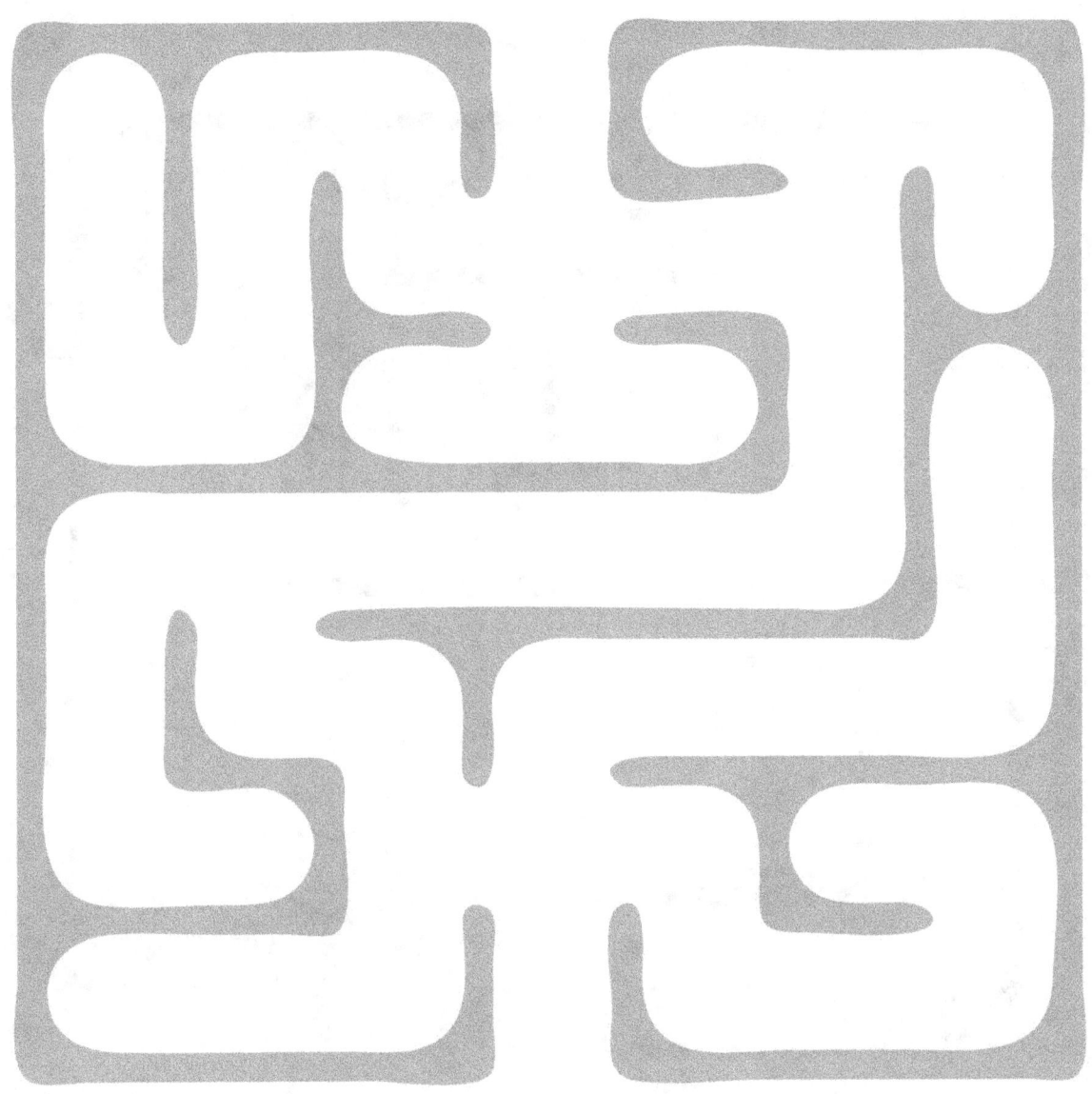

MEMORY LANE BOOKS

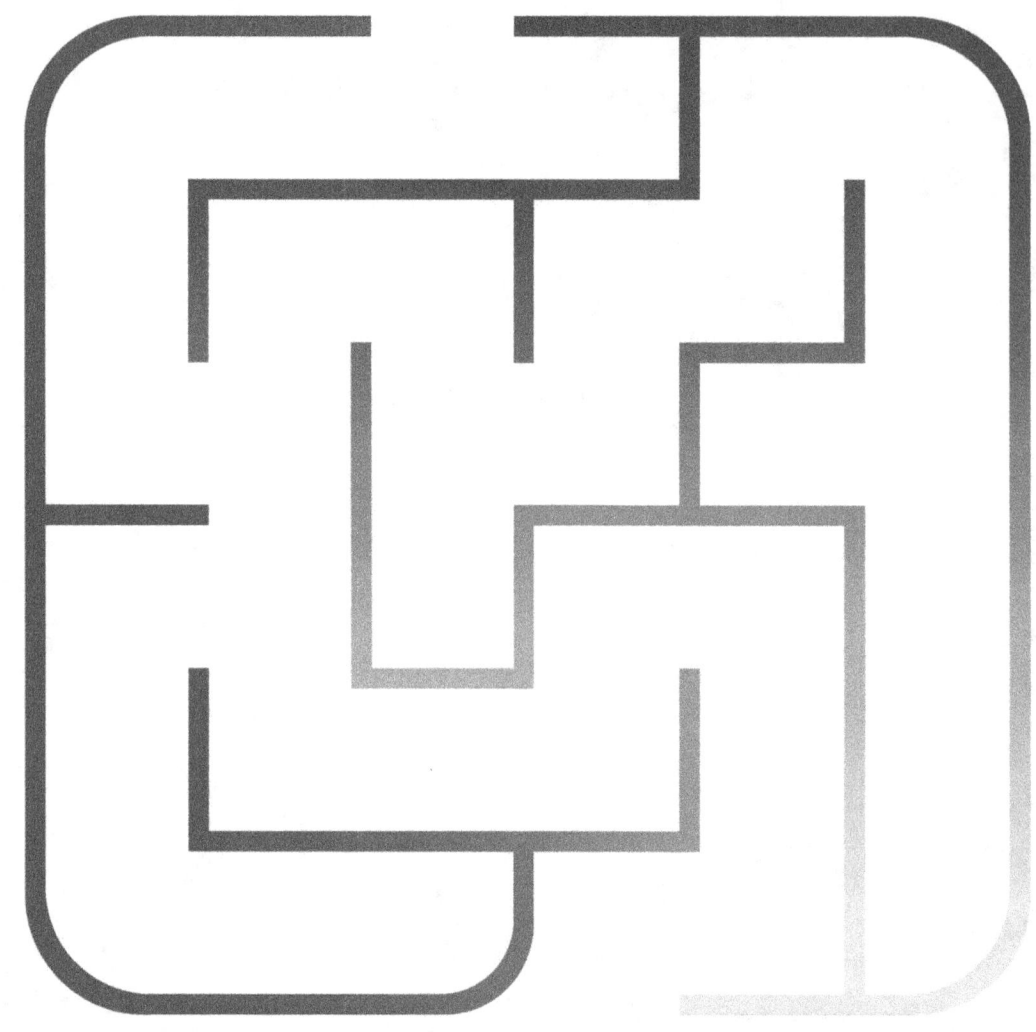

Golden Memories

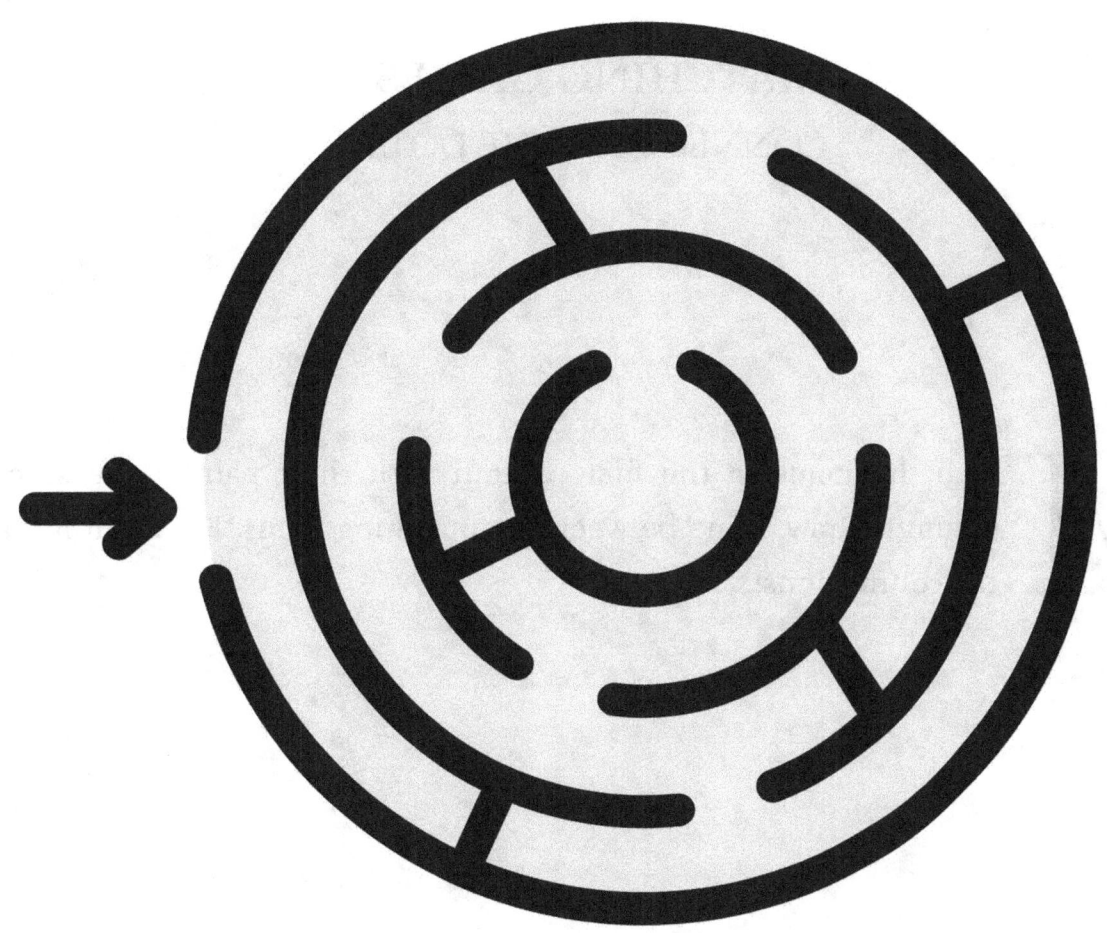

MATCHING GAMES
CONNECTING THE DOTS

Match the items in the first column with their pair in the second column. Draw a line between the matching items. Have fun finding the connections!

50's Technology

Jukebox

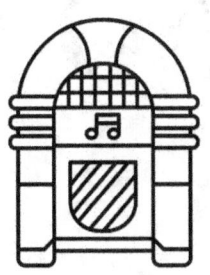

Television

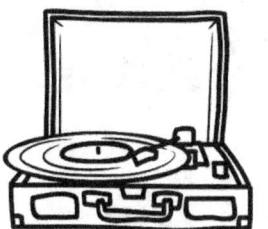

Record Player

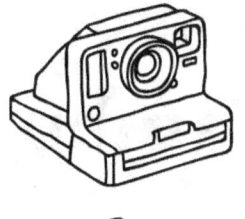

Typewriter

Polaroid Camera

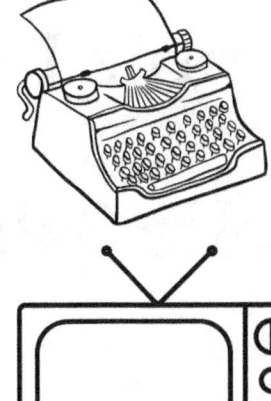

50's Foods

Milkshake

Hot Dog

Hamburger

Apple Pie

Jello Salad

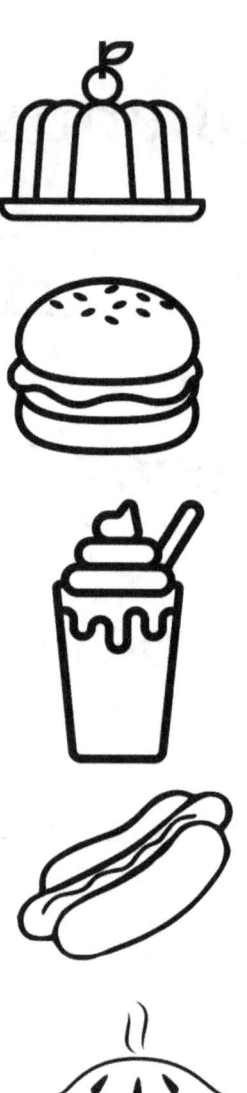

50's Entertainment

Drive-In Movies

Hula Hoop

Vinyl Record

Board Game

Television Show

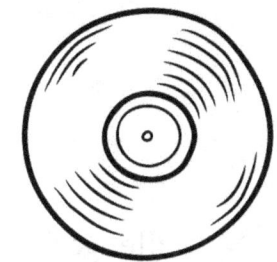
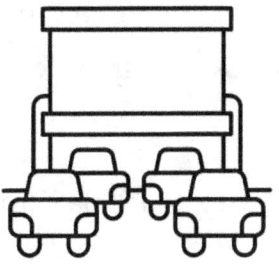

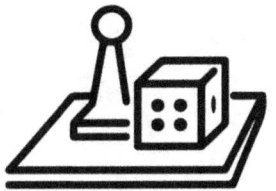

TRIVIA
TEST YOUR KNOWLEDGE

Challenge yourself with these fun trivia questions! Answer as many as you can, and don't worry if you get stumped. You can always ask a friend for help or look up the answers!

Category 1: 1950s Pop Culture

1 Who was known as the "King of Rock and Roll" in the 1950s?
- ○ ☐ Elvis Presley
- ○ ☐ Frank Sinatra
- ○ ☐ Chuck Berry

2 WHICH ANIMATED TV character was introduced in 1950 and became a household name?
- ○ ☐ Bugs Bunny
- ○ ☐ Popeye
- ○ ☐ Betty Boop

. . .

3 Wʜᴀᴛ ᴡᴀs the name of the popular dance craze in the 1950s?
- ☐ The Twist
- ☐ The Charleston
- ☐ The Macarena

∼

Category 2: 1950s Movies & TV

1 Which movie won the Academy Award for Best Picture in 1953?
- ☐ Singing in the Rain
- ☐ The Greatest Show on Earth
- ☐ On the Waterfront

2 Wʜɪᴄʜ 1950s TV show featured a family living in a suburban home, featuring the famous characters "Lucy" and "Ricky"?
- ☐ The Brady Bunch
- ☐ I Love Lucy
- ☐ The Addams Family

3 Wʜᴀᴛ ᴡᴀs the name of the 1954 horror movie that featured a giant mutant insect?
- ☐ King Kong
- ☐ Them!
- ☐ Godzilla

∼

Category 3: 1950s Food and Drinks

1 Which drink became a staple in diners and was first introduced in the 1950s?
- ○ ☐ Milkshake
- ○ ☐ Coffee
- ○ ☐ Root Beer

2 WHAT TYPE of sandwich became an American classic in the 1950s, often served with French fries?
- ○ ☐ BLT
- ○ ☐ Hamburger
- ○ ☐ Grilled Cheese

3 WHICH COMPANY's soda became especially popular in the 1950s?
- ○ ☐ Pepsi
- ○ ☐ Coca-Cola
- ○ ☐ Dr. Pepper

∾

Category 4: 1950s Fashion

1 What type of skirt became iconic in the 1950s, often featuring petticoats for a fuller look?
- ○ ☐ Pencil Skirt
- ○ ☐ Poodle Skirt
- ○ ☐ A-Line Skirt

2 Which 1950s fashion trend included wearing a white T-shirt with rolled-up sleeves?
- ☐ Greaser Look
- ☐ Mod Look
- ☐ Preppy Look

3 Which accessory was popular in the 1950s, especially worn by men, and was often used as a statement of rebellion?
- ☐ Fedora
- ☐ Bow Tie
- ☐ Leather Jacket

∽

Category 5: 1950s Household Items

1 Which kitchen appliance, popular in the 1950s, became a staple in many American homes for making beverages?
- ☐ Blender
- ☐ Toaster
- ☐ Coffee Maker

2 Which of the following was a common feature of many 1950s homes, often seen on kitchen countertops or in living rooms?
- ☐ Wall-mounted phone
- ☐ Cordless phone
- ☐ Microwave

. . .

3 Which item was used in 1950s households to store food and keep it fresh, commonly found in kitchens?

- ☐ Freezer
- ☐ Chest freezer
- ☐ Icebox

ANSWER KEY

MEMORY LANE BOOKS

1950s Music

1950s Movies

1960s Music

1960s Movies

Family Gatherings

```
K L T F C K E T V N A C V H K
C V P C L Z A P P Z E M Y R X
B E K A U U V K I C E T Y T S
S P L Z E F Q O W M G K W A J
A E L E X X V G O C K D O F V
W B S E B R P R I O B L L S J
T H X R E R I E Z D A V T J H
K B J S B E A Y I U I O H U K
S G G P S B M T G Q R N G G C
M T A G G I N H I I O S K R A
W Q O C J K T T E O M Z J E I
J E W D M E L S A F N X M A R
R A W S R K U M K X U I K X O
C N E A O W V X M G A A X G H
X F Y T N N E V X S Q J B U O
```

Childhood Games

```
X X U E J G R Q X S O Z H S F
Z O X F G N B P K O K Z Z F Y
S K C A E Y O I J T K L F U H
V R J Z S F T L T H N G P S H
F X Z V Z E L O T H L C U B T
M V V I S U G K A D D L X I D
R A T U U A B B G J M N Z V W
Y K H M H Y S O J L N H D T P
D W A P A I M T M J D G T K C
V H Z R I Q T G N M X U V A Z
D Y P O N G Z W Q J M E A A X
Y I U P H O P S C O T C H Q J
C P I E N E J V F D Y E W Q P
X T M A R B L E S L X G U V F
G V A X C N M D O L L S J Y A
```

Classic TV Shows

```
R W Q U O Y K S K J A W Q F R
V N J X M D J W K Q N V O L P
H U P G E P P J D U H R G I B
8 N L G J U R K K T A F S N G
B R P U J Y M K N O P Y G T F
M W A T J M P G A I S R U S R
X W J O F O O R Z B G E N T S
X R T R Y U B M R E J H S O M
G K R Z Z C I S I W Y G M N V
L U C Y X M A S H I K B O E A
G S F E B P V C H T Z Q K S X
V V B Y U Q R H S C E Y E Z H
P M C F T X Y M W H Z R H L Y
Y D P P G I O A D E Y G V K W
T K R H L C A W Y O R M A K T
```

Seasonal Joys

```
W G H N N P F S S G D R Y L P
U P E J N P I Y P L J L U R A
S Q P I H A X P R N F J L O D
A C N P H M J X I Z K P S T A
L O F I Y H A S N P S U H U C
G D O T C R N L G U M A T C E
W O O W A G J U I M F U W Z N
B S D I W K Q L E C M H S O X
U V N O C W V R E N B U F Y A
T M Z Y D L X O H A D A K K O
V R B K V F S G M C V R M C M
S R A U B R I Q T J R E U C E
V R Y J J S L V S C P R S B L
N N Z P B K S Q M A M X C D K
L O X K W T K E O F K N N N B
```

Nostalgic Foods

H	I	U	W	Y	F	Q	A	T	I	J	U	E	C	W
U	I	A	N	U	E	J	D	Q	B	A	I	W	A	Y
Z	C	P	B	Y	L	V	M	T	U	I	A	N	N	W
V	L	X	J	N	G	C	U	Q	R	X	L	T	D	M
K	J	J	M	V	O	G	C	L	G	U	E	N	Y	U
B	D	C	W	Y	J	E	K	K	E	Z	E	D	R	I
H	C	R	M	U	P	R	D	Q	R	L	A	L	B	C
T	F	R	I	E	S	E	S	G	S	S	T	Z	F	V
S	E	O	P	P	L	I	E	B	H	U	P	J	Q	B
V	S	P	F	V	B	H	R	Y	C	P	T	O	Z	L
L	M	I	L	K	S	H	A	K	E	B	B	U	E	C
M	Y	E	X	U	F	Y	Y	F	J	A	T	P	X	I
E	S	V	I	H	S	F	K	L	B	I	H	Z	Z	A
Z	Z	I	C	E	C	R	E	A	M	F	Q	F	Y	P
U	Z	E	J	A	C	M	E	G	B	H	F	J	W	Y

Cherished Holidays

W	W	U	Q	E	F	U	M	S	T	B	V	N	J	E
C	H	R	I	S	T	M	A	S	Q	M	K	A	L	A
J	V	P	Y	C	L	Z	C	O	N	O	I	D	K	S
S	I	E	G	Z	X	X	M	E	A	U	Z	L	S	T
D	G	C	R	I	Y	J	W	E	H	X	K	J	U	E
D	O	K	A	E	A	Y	T	B	X	N	V	H	Z	R
U	O	L	Z	C	E	Y	U	P	D	U	T	N	S	M
A	U	O	J	A	L	N	T	N	J	E	H	T	X	X
X	T	V	R	C	K	B	I	R	T	H	D	A	Y	G
J	D	U	T	H	A	N	K	S	G	I	V	I	N	G
X	B	E	N	T	X	F	D	U	F	X	A	E	J	P
Z	C	H	R	N	G	J	H	R	P	X	I	B	X	Q
N	Z	T	Z	G	K	O	B	Z	Z	R	W	B	W	H
E	D	P	M	Q	B	P	O	F	D	O	S	W	Y	X
T	K	W	L	F	V	A	C	A	T	I	O	N	Y	Z

Answer key for all the 1950s Trivia questions:

Category 1: 1950s Pop Culture

1 Who was known as the "King of Rock and Roll" in the 1950s?
o **Answer:** Elvis Presley

2 Which animated TV character was introduced in 1950 and became a household name?
o **Answer:** Popeye

3 What was the name of the popular dance craze in the 1950s?
o **Answer:** The Twist

Category 2: 1950s Movies & TV

1 Which movie won the Academy Award for Best Picture in 1953?
o **Answer:** The Greatest Show on Earth

2 Which 1950s TV show featured a family living in a suburban home, featuring the famous characters "Lucy" and "Ricky"?
o **Answer:** I Love Lucy

3 What was the name of the 1954 horror movie that featured a giant mutant insect?
o **Answer:** Them!

Category 3: 1950s Food and Drinks

1 Which drink became a staple in diners and was first introduced in the 1950s?
o **Answer:** Milkshake

2 What type of sandwich became an American classic in the 1950s, often served with French fries?
- Answer: Hamburger

3 Which company's soda became especially popular in the 1950s?
- Answer: Coca-Cola

Category 4: 1950s Fashion

1 What type of skirt became iconic in the 1950s, often featuring petticoats for a fuller look?
- Answer: Poodle Skirt

2 Which 1950s fashion trend included wearing a white T-shirt with rolled-up sleeves?
- Answer: Greaser Look

3 Which accessory was popular in the 1950s, especially worn by men, and was often used as a statement of rebellion?
- Answer: Leather Jacket

Category 5: 1950s Household Items

1 Which kitchen appliance, popular in the 1950s, became a staple in many American homes for making beverages?
- Answer: Blender

2 Which of the following was a common feature of many 1950s homes, often seen on kitchen countertops or in living rooms?
- Answer: Wall-mounted phone

3 Which item was used in 1950s households to store food and keep it fresh, commonly found in kitchens?
- Answer: Icebox

UNTIL NEXT TIME

Thank you for spending time with *Golden Memories: A Senior Activity Book*. We hope these activities brought joy, sparked creativity, and rekindled cherished memories. Whether you completed the book alone or shared it with loved ones, we hope it added a little extra brightness to your day.

Remember, it's never too late to explore new ideas, revisit old memories, and keep your mind and heart active. Until next time, keep creating, reminiscing, and enjoying the little moments that make life golden.

The best memories are those we create every day.

www.ingramcontent.com/pod-product-compliance
Lightning Source LLC
Chambersburg PA
CBHW082254220526
45469CB00009B/2999